RAYOS DE ESPERANZA

RAYOS DE ESPERANZA

*Cómo vencer
la depresión*

POR

FLORENCE LITTAUER

new
hope
PUBLISHERS

Birmingham, Alabama

New Hope® Publishers
P. O. Box 12065
Birmingham, AL 35202-2065
www.newhopepublishers.com

MisioVision
P. O. Box 830010
Birmingham, AL 35283-0010

Library of Congress Cataloging-in-Publication Data

Littauer, Florence, 1928-
   [Silver linings. Spanish]
   Rayos de esperanza : cómo vencer la depresión / por Florence Littauer.
      p. cm.
   ISBN 1-59669-021-6 (hardcover)
   1. Depression, Mental—Religious aspects—Christianity. 2. Depressed
persons—Religious life. 3. Christian women—Religious life. 4. Depression in women. I. Title.
   BV4910.34.L5718 2006
   248.8'625—dc22

                                            2005029011

Traducido al español por el Dr. Miguel A. Mesías E.

Producido con la ayuda de The Livingstone Corporation
(www.LivingstoneCorp.com). El personal del proyecto incluye a
Cheryl Dunlop, Linda Taylor, Mary Horner Collins.

ISBN: 1-59669-021-6

N064140 • 0106 • 2.5M1

Contenido

capítulo 1

Días de
depresión

Estoy bien familiarizada con la depresión.

Depresión fue una palabra que oíamos con frecuencia
en mi niñez y adolescencia. Depresión significaba falta de
dinero y un futuro desolador. Significaba beneficencia: fiestas de Navidad y ropa repartida por la oficina de Administración de Progreso del Trabajo. Significaba recibir comida
de las sobras del gobierno y un mes entero cenando ciruelas
enlatadas. La depresión significaba que papá trabajaría siete
largos días a la semana en su diminuta tienda para mantenernos vivos mientras mamá pacientemente daba clase de
violín en la sala. Significaba que cinco de nosotros vivíamos
en tres cuartos diminutos, en la trastienda, donde dor-
míamos en camas literas. Significaba oír la radio en busca de
algo emocionante y oír al presidente Roosevelt decir que lo
único que teníamos que temer era el miedo mismo.

Según el diccionario, la depresión es estar deprimido y desmoralizado. Todos estábamos en aprietos, apretujados en esos tres cuartos, pero no estábamos desmoralizados. Fijábamos metas. Sabíamos que estábamos en el fondo y no teníamos otro camino que subir. Aceptábamos los hechos, enfrentábamos la vida y seguíamos hacia adelante.

Para ganar dinero para la universidad, trabajé en un almacén vendiendo chocolates y después en una planta de defensa, pegando etiquetas. Estudié duro, me gané una beca para la universidad estatal, y cuando me gradué, volví a mi ciudad para enseñar. Con el poco dinero que gané, pude enviar a mi hermano a la universidad, y después él trabajó para pagar sus estudios posteriores para llegar a ser ministro. Mi otro hermano, Ron, llegó a ser locutor de radio mientras estaba en la secundaria y, con su ingenio satírico, llegó a ser uno de las personalidades radiales más famosas del área de Dallas y Fort Worth.

UNA DEPRESIÓN PERSONAL

Con un trasfondo de fuerte determinación familiar, nunca supuse que alguna vez iba a estar deprimida. Siempre fui optimista, y podía ver un resquicio de luz en cualquier nube oscura. Me casé con un neoyorquino apuesto, y nuestra boda apareció en la revista *Life* (18 de mayo de 1953). Nos dedicamos al negocio de comida y trabajamos duro. Conforme las ganancias crecían, compramos carros más grandes y nos mudamos al lado "correcto" de la ciudad. Construimos una casa espaciosa y fuimos miembros fundadores de un club campestre. Llegué a ser presidenta de varias organizaciones y enseñaba inglés, oratoria y psicología. Tuvimos dos niñas, y finalmente di a luz al tocayo de mi esposo, Frederick Jerome Littauer III. La vida estaba completa. Estaba feliz.

Pero cuando el pequeño Frederick III tenía ocho meses de edad comenzó a chillar a ratos por la noche y ya no se sentaba. Sus ojos se volvieron vidriosos y dejó de sonreír. Cuando estos síntomas aumentaron lo llevé a mi pediatra, el cual lo examinó y llamó a un especialista. Nunca voy a olvidar sus palabras: "Este niño tiene el cerebro dañado irremediablemente. Más vale que lo interne, se olvide de él, y tenga otro."

¿Irremediablemente? No quería, y no podía, creer que algo no tenía esperanza. ¿Acaso no me había hecho a mi misma lo que yo quería ser y lograr todo lo que deseaba en la vida?

"Cúrelo," supliqué. "Haga algo. Es el tocayo de mi esposo. Haga lo que sea necesario. Conseguiré el dinero."

El doctor me miró con una gran compasión y me dijo: "Florence, esto es algo por lo que ni su dinero ni su voluntad puede hacer nada. No hay ni la menor esperanza."

Las palabras "sin esperanza" nunca habían estado en mi vocabulario. Me negué aceptar la derrota. Cuando mi esposo oyó que a su Frederick Jerome Littauer III no le quedaba ninguna esperanza, él tampoco quiso creerlo. Pero cuando lo llevamos al hospital Yale-New Haven para análisis, recibimos el mismo veredicto: "No tiene esperanza."

. Entonces recordé las palabras del doctor. "Más vale que lo interne, se olvide de él, y tenga otro." No podía internarlo ni olvidarme de él, pero sí podía tener otro. Parecía ser mi única esperanza. Durante la espera de nueve meses por mi cuarto hijo, comencé a evaluar de nuevo mi vida. Me di cuenta que había puesto mi fe en *mí,* en mi propio poder para lograrlo. Me había educado a mí misma con una beca, aprendí a vestirme a la moda, atrapé un esposo culto, me esforcé para ser una dama elegante y logré posición social. Diseñé y construí la casa de mis sueños y era maestra de oratoria en la Universidad de Connecticut. Mis credenciales de éxito eran fuertes. Sin embargo, al mirar a mi hijo moribundo, no importaba ninguno de estos logros. Al abrazar apretadamente a mi pequeño Freddie en sus diez o doce convulsiones diarias, y al llorar por sus alaridos de dolor por la noche, mi única esperanza era que mi siguiente hijo fuera normal y que pudiera dejar atrás esta pesadilla.

Mientras estaba en el hospital dando a luz a nuestro segundo hijo, Lawrence Chapman Littauer, mi esposo puso a Freddie en un hospital infantil privado, donde murió de neumonía cuando tenía dos años.

Con el nacimiento de mi segundo hijo me convertí en una madre dedicada casi al punto del fanatismo. No permitía que nadie tocara a Larry excepto yo. Lo vigilaba todo el día y brincaba cuando lloraba por la noche. Renuncié a todos mis cargos y presidencias; mi esperanza estaba en Larry. Sin embargo, una semana después que Freddie murió, fui para despertar a Larry de su siesta, pero él no respondió. Lo alcé al instante y le grité: "¡Sonríe, Larry, sonríe!" Pero Larry no sonrió. Temí lo peor e inmediatamente volé llevándolo al mismo doctor que había tratado a Freddie. Le echó apenas una mirada, y dijo: "No sé como decirle esto, Florence, pero me temo que tiene lo mismo."

"¡No puede ser! Me dijo que no podía pasar otra vez."

Le hicimos los mismos análisis en el hospital Yale-New Haven y luego lo llevaron a la Unidad de Investigación Metabólica de Johns Hopkins en Baltimore. El Dr. Robert Cook operó a Larry y encontró que donde debería estar el cerebro, solamente había una pelota redonda, una masa inerte. Cuando internamos a Larry en el mismo hospital donde su hermano había fallecido hacía unos meses, la vida se detuvo para mí. Ya no me interesaba mi posición en la comunidad; mis doce cuartos con alfombra de pared a pared ya no me impresionaban; y el dinero no tenía valor. No podían devolverme a mis hijos. Había conseguido todo lo que me había propuesto, pero me había quedado afligida y vacía.

Los doctores nos dijeron que Larry no iba a vivir mucho, pero se equivocaron. Llegó a vivir 19 años y murió del mismo tamaño que cuando tenía un año. Nunca creció, y estaba ciego y sordo; por todos esos años no fue nada más que un vegetal vivo. *Si tan sólo pudiera haber tenido un hijo normal,* pensé. (Eventualmente mi esposo y yo sí adoptamos a un hijo normal y le dimos en nombre de Fred.)

"SI TAN SÓLO"

Si usted es una persona que se halla en un punto muy bajo en su vida, que no ve ninguna salida, que está deprimida, a lo mejor también está jugando el juego de "si tan sólo." *"Si tan sólo* tuviera un marido diferente, sería feliz." *"Si tan sólo* tuviera una casa más grande y más dinero, sería feliz." *"Si tan sólo* mis circunstancias fueran perfectas, sería feliz."

Entiendo el síndrome del "si tan sólo" porque pasé la primera parte de mi vida buscando la felicidad. Es verdad que logré una cierta cumbre de ganancias mundanas, pero nunca estuve en realidad satisfecha. Siempre estaba lista para una nueva ascensión, persiguiendo constantemente metas mejores y más grandes. Estaba programada para el éxito, pero la derrota doble de dos niños con daño cerebral me sumió en una depresión profunda. La lucha hacia arriba fue difícil, pero mediante la gracia de Dios y su fuerza, ahora puedo ayudar a otros que atraviesan circunstancias semejantes.

Aunque no entendía mis sentimientos en esos momentos, ahora me doy cuenta que estaba en lo que se llama una "depresión situacional," lo que significa que hay problemas obvios que el tiempo curará. La "depresión clínica" a menudo no tiene causa humana a la cual se le puede echar la culpa, lo que hace que el proceso sea más difícil. La curación para mí no fue una reparación rápida, sino un proceso de crecimiento de cambiar el enfoque de mi vida

entera. Al escribir este libro, 45 años después de estos traumas, puedo mirar hacia atrás esas situaciones, ver mentalmente a esos nenes, pero ya no sentir el dolor. Este libro
no es ni un tratado psiquiátrico ni un estudio teológico,
sino las palabras de alguien que ha estado allí y tiene una
pasión por ayudarle a usted, o a alguien cercano a usted, a
que sepa que en cada nube oscura hay un resquicio de luz.

capítulo 2

¿Qué es la depresión?

Algunas veces se despierta por la mañana con un sentimiento de inquietud? ¿Alguna vez teme que no va a poder sobrevivir otro día más? ¿Desea a menudo poder cerrar los ojos y volver a dormirse? En un reciente artículo de *Newsweek Special Issue* (verano del 2005), los autores contaron la historia de dos ejecutivos exitosos de negocios, a media vida, que se deprimieron y tenían síntomas similares. "El problema más pequeño los irrita. La preocupación por los sucesos del día no les deja dormir. Nada les da placer. Todo parece un esfuerzo. Ben empieza a tomar antidepresivos por consejo de su médico, y en semanas el tiempo se aclara. Su energía vuelve y se siente menos irritable. También duerme mejor. Pero cuando Ron hace la prueba con la misma píldora, lo único que logra es náusea y dolor de cabeza. Su médico lo refiere a un psiquiatra, el cual le prescribe tres medicinas diferentes antes de encontrar una que le ofrece algo de alivio." Los síntomas son similares pero las respuestas no son las mismas, lo cual indica que con todos los avances en la medicina, no hay una "píldora de la felicidad." De hecho, los autores dicen: "la tecnología sola no creará la satisfacción humana."

Así que ¿qué es esta elusiva depresión? Muchas mujeres con las que he hablado empiezan cada día con una nubecita negra que flota sobre su almohada. Algunas escogen darse la vuelta, taparse con las sábanas y escaparse mediante el sueño. Otras se levantan lentamente y avanzan arrastrando los pies por un día deprimente, creyendo que la nube es una parte normal de su vida diaria, que hace sombra a todos sus movimientos. Otras saltan al instante y corren todo el día a reuniones, citas, escuelas, bancos y almuerzos, con la esperanza de ganarle la ventaja a su nubecita negra. Pero rehusar hacerle frente al problema, o aceptar la lobreguez como una manera de vivir o huir de la situación es inútil. No podemos escapar; la nubecita negra nos gana al llegar a casa.

Un día hablé en un retiro acerca de la depresión, y una mujer llamada Jane vino a verme. Jane tenía notable sobrepeso, y su pelo greñudo colgaba despeinado alrededor de la cara como su ropa en el cuerpo. "Pienso que a lo mejor estoy deprimida," dijo ella. "Casi ni puedo levantarme de la cama todos los días, no me importa cómo me veo y siempre estoy agotada. Si pudiera salirme con la mía, dormiría todo el tiempo." Jane estaba deprimida.

Gertrude vino a verme en una conferencia en una iglesia. Estaba casi llorando cuando explicó: "Pienso que mi esposo está teniendo un enredo amoroso. Casi no viene a casa a cenar y parece que evita mirarme." Gertrude no era necesariamente algo que regresar a ver. Le había visto en la primera banca y había notado su traje de poliéster desteñido, con un botón faltándole en el pecho. Sus gastadas sandalias mostraban las uñas de los pies con los vestigios de esmalte de uñas. En un grupo de mujeres vestidas a la moda, Gertrude estaba fuera de lugar. "No sé que hacer," continuó Gertrude. "Me parece que una nubecita negra está permanentemente flotando sobre mí." Gertrude estaba deprimida.

Lynn me buscó apurada después de un almuerzo donde había hablado de las personas que se deprimen por tener mucho que hacer. "En realidad soy una persona feliz," me explicó, "pero tengo un millón de cosas para hacer y nunca parece que hago algo bien o a tiempo. Mi esposo se queja porque la casa es un caos, pero simplemente no logro llegar a arreglarla. A él le gustaría que me quedara más tiempo en casa, pero me aburriría. Estoy bien siempre y cuando me mantenga moviéndome y hablando con la gente, pero cuando me detengo, es como una ola que me cubre. Es como si me faltara el aire. ¿Podría posiblemente estar deprimida?" Lynn lo estaba.

Adondequiera que vaya, me encuentro con una Jane, una Gertrude, una Lynn. Son diferentes tipos de mujeres, todas tratando de salir de debajo de la nubecita oscura y encontrar un resquicio de luz.

¿QUÉ ES LA DEPRESIÓN?

¿Cómo la podemos definir? Muchos han tratado, pero definir a la depresión es como tratar de definir el amor. Todos sabemos lo que es, pero no podemos ponerlo en palabras.

Un escritor del *Wall Street Journal* dice: "La depresión es la menos entendida y sin embargo la más seria de las enfermedades mentales de los tiempos ... Todo indica que en los Estados Unidos la depresión va en aumento."

El Dr. Aaron Beck, autor del muy usado "Inventario de la Depresión," dice que algunos de sus pacientes describen su depresión como una "pared entre ellos y los demás. Han perdido toda su confianza en su capacidad de llevar a cabo las tareas más sencillas, y por eso se retraen del mundo, y muchos simplemente se meten en la cama."

Alguna gente llama depresión a toda una serie de síntomas que echan en revoltijo en una canasta. La depresión por lo general va acompañada por una creencia de impotencia en uno mismo. Es asombroso cuánta gente todavía busca la felicidad en la gratificación material y sexual. La década de los sesenta produjo la generación "mí"; la década de los setenta llegó a ser la década de la depresión, la era de la ansiedad; y los noventa, la era de la codicia y la satisfacción propia. No solamente nos hemos vuelto introspectivos, deprimidos, y llenos de ansiedad como individuos, sino que ahora estamos deprimidos como nación. No estamos deprimidos porque nos falte dinero, como en la década de los treinta, sino más bien porque hemos caído en lo que la definición dice que es una creencia en nuestra propia impotencia y miedo a lo que nos va a pasar. Los terroristas ya han destruido el World Trade Center en Nueva York y los metros de Londres. Si ya estamos un poco desencantados, estos terribles acontecimientos rápidamente nos hunden a un miedo más profundo.

En mi juventud sinceramente creía que podía lograr la felicidad y lograría ser lo que fuera que me propusiera si solamente trabajaba lo suficientemente duro. El sueño de nuestra época era que podíamos hacer cualquier cosa "por nosotros mismos." ¡Haz de tripas, corazón! Muchos todavía nos aferramos a esta esperanza, y sin embargo, en la década pasada hemos aprendido que el materialismo no da respuestas a las preguntas profundas y al dolor de nuestra humanidad. Nos hemos educado, ganamos dinero, compramos casas y carros grandes, conseguimos todas las cosas que pensamos que son importantes, y con todo nos encontramos desdichados.

SIN PROPÓSITO

En un editorial del *New York Times*, William Safire escribió una vez: "Si la depresión está aumentando, ¿dónde está el sentido de urgencia para entender sus causas y hallar cómo prevenirla? Ya podemos oír las señales y los clamores de ayuda, pero no prestamos atención. Pero éstos son buenos tiempos; está es la tierra de la felicidad. Ahora necesitamos aprender a lidiar con algo de la tristeza del éxito."

Sí, estamos tristes. Tal vez pensemos que hemos "llegado," pero ni así nos sentimos felices. Nos hallamos preguntando: "¿Qué salió mal?" "¿Por qué me siento alicaído?" "¿Qué puedo hacer?" "¿A dónde puedo ir para conseguir ayuda?" "¿Hay alguna esperanza?" "¿Se desvanecerá alguna vez esta nube negra?" "¿Hay en realidad un rayo de luz?"

Ahora con terroristas dispuestos a matarse para matarnos, no sabemos qué hacer. Cuando los aliados lucharon contra los alemanes en los años cuarenta, podíamos ver al enemigo. Sabíamos dónde estaban, pero esta nueva guerra no declarada no tiene tropas visibles, sino asesinos suicidas. En un artículo acerca del aburrimiento en *Psychology Today*, Sam Keen escribió: "La búsqueda de la felicidad en una sociedad de consumidores nos ha dejado con una inmensa fatiga (una depresión nacional) y una confusión de valores. Hemos ganado la batalla en contra de la necesidad, pero no sabemos qué hacer con la victoria. A un nivel más profundo, estamos psicológicamente desempleados y necesitamos nuevas metas y pasiones para entusiasmar nuestra imaginación."

Hemos tratado tanto de hallar la felicidad, pero de alguna manera hemos errado el blanco. Mientras que la mayoría de nosotros no siente hambre de comida, la mayoría de nosotros quizá se muere de hambre de propósito y dirección en la vida. No es solamente que no hemos hallado satisfacción como adultos, sino que también hemos dejado a nuestros hijos sin metas.

Una mujer elegantemente vestida vino a verme un día en Newport Beach, California, y me dijo con tristeza: "Pienso que he criado a un vago. Tengo un hijo de 25 años que se va a acuaplanear todos los días, y parece deprimido." Le hice las preguntas obvias: dónde vivía él, cómo se mantenía, cómo se iba a la playa. "Él vive con nosotros en una casa bien grande en las montañas," dijo ella. "Tenemos bastante espacio y me gusta tenerlo cerca. Le doy todo el dinero que necesita, y se va a la playa en el auto deportivo que le regalamos por su cumpleaños. Debería estar feliz."

¿Por qué estaba deprimido su hijo? Tenía todo lo que necesitaba en la vida, pero ninguna meta. ¿Para qué trabajar si se lo daban todo? Él había ganado la batalla, pero no estaba disfrutando la victoria.

Muchos adolescentes de hoy encuentran la vida vacía y sin significado a pesar de las posesiones materiales y las oportunidades que no se conocían en el pasado. No sienten ninguna urgencia de conseguir un trabajo cuando todo es tan cómodo en casa.

Después de dar un mensaje sobre la depresión en Phoenix, Arizona, una profesora me pidió que hablara a sus estudiantes de secundaria básica. "¿Secundaria básica?" pregunté. "Sí," suspiro. "Nunca ha visto un grupo más deprimido como el que tengo en esos cursos hoy. La mayoría han decidido que no hay ni propósito ni esperanza en la vida."

Un artículo de un periódico de Massachusetts, de diciembre de 1976, da detalles del aumento de la depresión en los niños. "El suicidio entre los niños de la edad primaria, que son los años de que generalmente se piensa que son los más despreocupados y felices, está aumentando a ritmo alarmante, dice un psiquiatra de niños del área de Boston. ... El Dr. Peter Saltzman, director del Centro Infantil del Hospital McClean, indica que una de las señales de un posible suicidio en un niño menor es la depresión, enfermedad que la psiquiatría no reconocía en ellos hace como diez años." La depresión, anteriormente posesión de amas de casas aburridas, se ha propagado primero a los hombres y ahora a los niños.

TIPOS DE DEPRESIÓN

Los desórdenes mentales son comunes en los Estados Unidos e internacionalmente. Se calcula que el 22.1 por ciento de estadounidenses de 18 años y más, o sea como 1 de cada 5 adultos, sufren de un desorden mental diagnosticable en un año dado. Cuando se aplica esto a la población residencial calculada del censo de los Estados Unidos de 1998, esta cifra se traduce en 44.3 millones de personas. Además, 4 de las 10 principales causas de discapacidad en los Estados Unidos y otras naciones desarrolladas son desórdenes mentales: depresión seria, desorden bipolar, esquizofrenia y desorden obsesivo compulsivo. Muchos sufren de más de un desorden mental en un momento dado.

En los Estados Unidos los desórdenes mentales se diagnostican en base al Diagnostic and Statistical Manual of Mental Disorders, fourth edition (llamado DSM-IV).

Desorden depresivo serio. Esta enfermedad afecta la capacidad de la persona para trabajar, dormir, comer y funcionar como normalmente lo haría. Impide que la persona disfrute las actividades que una vez le fueron agradables, y le hace pensar en sí misma y en el mundo de maneras negativas. La depresión seria a menudo discapacita y puede ocurrir varias veces en la vida de una persona.

Desorden distémico. Tipo más moderado y sin embargo más persistente de depresión seria. Las personas con distemia pueden parecer estar crónicamente deprimidas en forma moderada al punto que parece que es parte de su personalidad. Cuando la persona finalmente busca tratamiento para la distemia, no es raro que haya luchado con esta condición por varios años.

Desorden bipolar. También conocida como depresión maníaca o desorden maníaco depresivo. Esta condición se caracteriza por talante que alterna entre períodos de depresión y períodos de euforia y conducta excitable conocida como manía (véase lo síntomas más abajo). Para las personas que tienen desorden bipolar, las depresiones puede ser severas y la manía puede estorbar seriamente su juicio normal. Cuando está maníaca, la persona es proclive a conducta imprudente e indebida tales como darse a gastos desenfrenados o relaciones sexuales promiscuas. Tal vez no se dé cuenta del daño de su conducta e inclusive puede perder su contacto con la realidad.

Desorden ciclotímico. Desorden bipolar de tipo más moderado pero más persistente. El talante de la persona alterna entre manía menos severa (conocido como hipomanía) y una depresión menos severa.

Desorden de talante debido a alguna condición médica. La depresión puede ser causada o precipitada por una condición física médica conocida o desconocida, tal como el hipotiroidismo.

Desorden de talante inducido por sustancias. La depresión puede ser causada o precipitada por el uso o abuso de sustancias químicas tales como drogas, alcohol, medicinas o toxinas.

Desorden afectivo de temporada (SAD, por sus siglas en inglés). Esta condición afecta a las personas durante tiempo o temporadas específicas del año. Durante los meses de invierno los individuos puede sentirse deprimidos o aletargados, pero durante otros meses su talante puede ser normal.

Depresión posparto. Rara forma de depresión que ocurre en las mujeres aproximadamente de uno a seis meses después de dar a luz.

El Dr. Gerald L Klerman, profesor de psiquiatría en la Escuela de Medicina Harvard, dice que como nación estamos sufriendo de una epidemia de melancolía:" En cualquier momento, hasta un 25 por ciento de mujeres y un 12 por ciento de hombres sufren de depresión clínica (verificable médicamente). La investigación en la Universidad de Yale muestra que la mayoría de estadounidenses pudieran informar uno o más de los síntomas de depresión todos los días. A la depresión a menudo se le llama el resfrío común de las enfermedades mentales y se calcula que cobra un costo económico de más de 30 mil millones de dólares anuales. Los estudios indican que las mujeres son especialmente vulnerables a la depresión; exceden por dos el número de hombres que la sufren.

La depresión en los hombres

Cada año la depresión afecta a más de 19 millones de estadounidenses, pero los hombres suman sólo uno de cada diez casos diagnosticados. Debido a esto, la depresión se consideraba en un tiempo como una "enfermedad de mujeres," vinculándola a hormonas y síndrome premenstrual. El estereotipo persistente de la depresión como condición femenina puede evitar que algunos hombres reconozcan sus síntomas y busquen tratamiento apropiado.

En realidad la depresión afecta a ambos sexos, trastornando las relaciones personales e interfiriendo con el trabajo y actividades diarios. Los síntomas de la depresión son similares en hombres y mujeres, pero unos y otras tienden a expresarlos forma diferente. Los síntomas más comunes de depresión incluyen baja estima propia, pensamientos suicidas, pérdida de interés en actividades por lo general placenteras, fatiga, cambios en apetito, disturbios en el sueño, apatía y problemas sexuales, incluyendo impulso sexual reducido.

Hay varias razones por las que los síntomas de la depresión en los hombres no se reconocen comúnmente:

- Los hombres tienden a negar tener problemas debido a que se supone que deben "ser fuertes."
- La cultura estadounidense sugiere que expresar emoción es principalmente un rasgo femenino. Como resultado, los hombres deprimidos con mayor probabilidad hablarán de los síntomas físicos de su depresión, tales como sentirse cansado, en lugar de los relativos a emociones.
- La depresión puede afectar el deseo sexual y su desempeño. Más a menudo los hombres no están dispuestos a admitir problemas con su sexualidad; erróneamente pensando que los problemas tienen que ver con su hombría, cuando en realidad son causados por un problema médico tal como la depresión.
- Los síntomas observables de depresión masculina no están tan bien entendidos como los de las mujeres. Los hombres con menos probabilidad muestran señales "típicas" de depresión, tales como llorar, tristeza, pérdida de interés en actividades que disfrutaban previamente, o expresar verbalmente pensamientos suicidas. Más bien, los hombres con mayor probabilidad se guardaban sus sentimientos, pero pueden volverse más irritables y agresivos.

Estadísticas de la depresión en adolescentes

Las estadísticas sobre la depresión de adolescentes son aleccionadoras. Los estudios indican que uno de cada cinco muchachos tienen algún tipo de problema mental, de conducta o emocional, y que uno de cada diez puede tener un serio problema emocional. Entre los adolescentes, uno de cada ocho puede sufrir de depresión. De todos estos niños y adolescentes que luchan con problemas emocionales y de conducta, un mero 30 por ciento recibe algún tipo de intervención o tratamiento. El otro 70 por ciento simplemente lucha con el dolor de la enfermedad mental o conflicto emocional, haciendo lo mejor que pueda hasta llegar a la edad adulta.

Las consecuencias de la depresión no tratada pueden aumentar la incidencia de la depresión en la edad adulta, confrontación con el sistema de justicia criminal o, en algunos casos, el suicidio. El suicidio es la tercera causa principal de muerte entre jóvenes de 15 a 24 años. Aun más aturdidor, es la sexta causa principal de muerte entre niños de 5 a 14 años. El hecho más aturdidor es que estos adolescentes a menudo no reciben asesoría, ni terapia, ni intervención médica, aunque el National Institute of Mental Health informa que los tratamientos de la depresión en niños y adolescentes pueden ser efectivos.

¿CUÁL ES EL RESULTADO ÚLTIMO DE LA DEPRESIÓN?

La depresión extrema puede hacer que una persona se hunda en un estado vegetativo o acabe con el dolor mediante el suicidio. La profesión médica ha tomado en cuenta esta tendencia. En el diario *Diagnosis,* el artículo "Pacientes proclives al suicidio: Indicios de advertencias" decía: "Cuando los cambios en el comportamiento sugieren que los pacientes están considerando destruirse a sí mismo, no tema una confrontación. Es mejor decirles sus sospechas y animarles a conversar sobre el tema." Todos podemos estar agradecidos que los médicos ahora están hablando de la depresión y están atentos a los síntomas de un posible suicidio.

capítulo 3

¿Cuáles son los síntomas?

Entre los artículos de *Ladies Home Journal,* agosto del 2005, encontré un artículo titulado "El viaje para salir de la oscuridad." La autora, Leslie Laurance, cuenta de Mary, una mujer que "nunca dejó que sus compañeros de trabajo se dieran cuenta de cuán alicaída y vacía se sentía."

"Invertía toda mi energía a poner una cara alegre y a funcionar adecuadamente en la oficina,' recuerda Mary, que en ese entonces tenía 27 años y trabajaba como contadora en Atlanta para mantenerse a sí misma y a su hija de un año. 'Pero por dentro caía en espiral por un silo oscuro.' En casa casi a duras penas lograba recoger fuerzas para meter en el microondas una pizza congelada o preparar macarrón con queso. Después de la cena,

ponía a su nena en la cama y ella misma se metía debajo de las frazadas. 'Mi única escapatoria era el sueño,' recuerda Mary. Había estado viendo a un terapeuta, lo que le dio algo de alivio aquí y allá, pero gradualmente la depresión de Mary empeoró. Para cuando su hija tenía tres años el letargo casi había tomado el control por completo. Mary pasaba fines de semana enteros repantigada en el sofá."

Como Mary, una de cada ocho mujeres puede esperar desarrollar la depresión durante su vida. El artículo continúa diciendo: "Pero la depresión clínica es una bestia diferente a la depresión situacional, la cual por lo general se alivia con el tiempo. La verdadera depresión se caracteriza generalmente como un persistente, profundo e inescapable sentido de tristeza, desesperanza, apatía y fatiga. Los que la sufren dicen a menudo que pierden interés en todo o en la mayoría de actividades que un día les daban placer." La autora destaca que halló en su investigación que los síntomas son tan vastos y variados que es difícil poner el dedo en la causa. Menos de la mitad de los que muestran señales de depresión buscarán ayuda y muchos que sienten que en efecto necesitan ayuda y van al médico recibirían un diagnóstico incorrecto.

¿Hay algunos síntomas que la persona común y corriente necesita saber para evaluar su situación? Sí, los hay, y los he enumerado aquí para usted. Los síntomas de depresión en la siguiente lista están en orden de severidad, de los menos severos a los más severos. La compilé por mis propias experiencias con la depresión y de mis pláticas con individuos que sufren esta enfermedad.

Un día recibí una llamada telefónica de un psiquiatra de Phoenix. Su esposa había estado en una conferencia en la que hablé acerca de la depresión, y ella había comprado un disco compacto del mensaje. El doctor me dijo que lo había escuchado, sin esperar gran cosa, pero recibió una sorpresa agradable. Buscó tiempo en su atareado horario para llamarme y animarme a que continúe hablando sobre cómo superar a la depresión. Concluyó diciendo: "Solamente quiero que sepa que su lista de síntomas en orden creciente de gravedad es precisa."

Espero que estos pasos también sean "precisos" para usted. También espero que le ayuden a darse cuenta temprano de los síntomas de depresión, en usted o en su familia o amigos. Como cualquier enfermedad, mientras más rápido uno encuentra el problema, más rápido se cura.

1. Pasividad. El primer síntoma es tan leve que rara vez se lo reconoce. Algunos esposos hasta ven con buenos ojos un nuevo espíritu pasivo en su esposa y esperan que ella siga con esa nueva actitud de aveniencia. Pero a medida que esta pasividad se desarrolla, la persona afectada comienza a perder energía y parece no le importarle si algo se hace o no. Los platos se acumulan en el fregadero, las camas se quedan sin tender y el polvo se amontona en los muebles.

Los hombres que están deprimidos pueden aceptar el escaso desempeño de su esposa e hijos, lo cual antes ni podían tolerar. Esta naturaleza pasiva se puede ver como una mejoría temporal: "Papá no nos ha gritado en una semana."

Cuando los hijos se deprimen por el hostigamiento constante, tratarán más duro de complacer y dejarán de rebelarse. Los padres a menudo ven esto como una señal buena: "El muchacho ha dejado de discutir y ha cumplido sus quehaceres. Pienso que al fin hemos domado su obstinación." Es fácil ver este primer síntoma de depresión como un alivio bienvenido en vez de cómo un síntoma. Cuando tuve que renunciar a dos hijos preciosos y admitir que no había absolutamente nada que podía hacer, dejé de hablar.

No me importaba nada de la vida. Este silencio de una esposa y madre normalmente parlanchina debería haber sido una bandera roja para mi familia, pero no sabíamos nada de la depresión en esos días.

2. Pérdida de interés. A medida que la persona se vuelve más pasiva, su interés en la vida comienza a disminuir. El *Book of Hope* ("Libro de esperanza") dice: "Avanzar hacia la depresión es avanzar hacia la mortandad. Cuando los sentimientos de que uno es despreciable, tonto e indigno de amor se hacen demasiado dolorosos, uno puede escoger un proceso automático de insensibilidad, como una píldora, para aliviar el dolor. Sin embargo la 'cura' puede ser tan dañina como la causa."

A veces en nuestros momentos bajos queremos una inyección o una píldora para el alivio. Queremos estar muertos a nuestros problemas, pero cuando nos esforzamos por borrar lo malo, perdemos la capacidad para ver lo bueno. Conforme la persona deprimida trata de estar muerta para su dolor, también muere a la alegría. Al quedarme abrazando a un hijo moribundo tras otro, perdí interés en todo. En un tiempo fui cocinera gourmet, pero ahora ni me importaba si comía o no. En un tiempo fui presidenta de un club, pero ahora ni me importaba si los reglamentos se resolvían o no. En un tiempo había sido mariposa social, pero ahora perdí todo interés en los tés de la tarde. Estas actividades anteriores pasaron de importancia a insignificancia. Al tratar de reprimir mi aflicción, perdí mi sonrisa.

3. Pesimismo. Aunque algunos son melancólicos por naturaleza, el pesimismo en una persona normalmente positiva es señal de peligro. Cuando el entrenador campeón de fútbol "sabe" que va a perder todos los juegos de esta temporada, cuando su amigo efervescente le tiene pánico a la cena de Navidad, cuando la porrista de secundaria no grita las porras, la depresión no está muy lejos.

Crecí optimista. De tres cuartos en una trastienda, me mudé persistentemente hacia arriba hasta una casa con doce cuartos. Siempre miraba hacia adelante a un futuro más maravilloso, hasta que un día me encontré sin ningún futuro. Mi visión pasó de reluciente a nublada, a oscura. Esperaba no despertar nunca más, y cuando me despertaba, lloraba de desesperación. Mi primer pensamiento cada mañana era: "¿Es verdad?" Luego, conforme la realidad inundaba mi mente adormilada, el pesimismo me abrumaba. Nunca volvería a ser la misma.

4. Desesperación. Cuando un espíritu pasivo, una pérdida de interés, y el pesimismo caen en su lugar, pronto llevan a un sentido general de desesperanza. Nada jamás volverá a marchar bien. Con esta etapa viene una caída de la autoestima, un sentido que "no hay ninguna salida," el sentido de la depresión que llena el ambiente.

Cuando me enteré del daño incurable de mi primer hijo, perdí el interés en la vida y me volví pesimista, pero cuando me enteré que mi segundo hijo tenía el mismo problema, me precipité en un sentido de desesperanza. "¿Qué anda mal en mí que no puedo tener ni siquiera un hijo normal?"

5. Auto censura. "En realidad no sirvo para nada." "No tengo talento." "No tengo nada de bueno." "Yo sé que no hay esperanza." "No puedo lograr nada." "Simplemente no valgo nada." Cuando comenzamos a tener esta actitud y a vernos como un fracaso, nos deprimimos. Hace muchos años en *Los Angeles Times*, leí esta definición: "La depresión, los doctores destacan, incluye sentimientos de *indignidad* y *crítica de uno mismo*. La persona deprimida siempre se está *midiendo* a sí misma en comparación a otros y se halla *insuficiente*. Tiene *baja autoestima* y sufre de *sentimientos de culpabilidad* porque no está viviendo a la altura de las expectativas de otros hacia él. Tiene miedo a enojarse con otros, así que dirige contra sí mismo su enojo. *El suicidio es el acto culminante de aborrecimiento propio.*"

Sentada y sola, evaluando mi vida, y enfocando mi fracaso, mi súper ego se derrumbó. Había producido dos hijos defectuosos, había fracasado como madre; no tenía esperanza. Cuando mencionaba estas cosas negativas a otros, algunos trataban de levantar mi espíritu y otros convenían con que en mi situación sentirían lo mismo. Por primera vez en mi vida estaba sumergida en problemas que no podía controlar. No me gustaba ser débil. El tapón de mi poder había sido sacado. Muchos de nosotros nos sentimos que no valemos nada cuando hacemos alguna tontería, pero cuando nos atascamos en nuestras acciones y creemos que somos una ruina sin esperanza, pasamos de una depresión situacional a una depresión clínica.

6. Retraimiento. En este punto la persona deprimida comienza a retirarse emocionalmente de toda comunicación con otras personas, a lo que sigue luego una separación física. Un hombre deprimido no se quiere a sí mismo tanto que no quiere cargar a nadie con su compañía. Una mujer alicaída baja las persianas, pone candado en la puerta, no contesta el teléfono y se mantiene alejada de toda actividad que incluye a personas. Ya no quiere ser parte de la gente feliz.

Un día, después de haber hablado acerca de este punto, una mujer vino a decirme que hubiera querido haberme oído antes. "Toda la semana pasada pasé en casa," dijo ella. "Cerré las persianas y no contesté ni el teléfono ni la puerta. No me importaba si jamás volvía a ver a nadie. Pero una amiga querida reconoció mi problema y me hizo venir ahora. Ahora que estoy dispuesta a enfrentar el hecho de que estoy deprimida, puedo comenzar a trabajar y vencer este sentimiento de retraimiento."

Una vez que supe que ya no podía ser el alma de la fiesta, que mi presencia triste en cualquier reunión proyectaba una nube de melancolía sobre el grupo, me retraje. Me quedé en casa y esperé a ver si le importaba a alguien lo suficiente como para venir. Pocos vinieron. Más adelante aprendí que no era que mis amigos no me querían, sino que no sabían qué decir. Así que, con mi naturaleza extrovertida y necesidad de gente, me senté sola en casa.

7. Preocupación por sí mismo. Nosotros, los deprimidos, comenzamos a envolvernos en nosotros mismos, envolviendo capas protectoras alrededor de nuestras almas para evitar que nos hieran. Muchas mujeres dicen: "¿Qué piensa la gente de mí?" "¿Por qué se quedan mirándome?" "Todos están hablando de mí." "Nadie me quiere de veras." "No quiero ir a esa reunión porque alguien me va a criticar, pero si me quedo en casa a lo mejor hablan de mí." Este razonamiento anormal y preocupación por una misma es otra señal de depresión.

Nunca he sido una persona dada a las reflexiones y no me preocupaba lo que otros pensaran de mí. Pero mientras más me deprimía, comencé a coser las habas. A medida que me retraía de la gente, me dediqué a preocuparme por mí misma y mis problemas. Anteriormente podía enfrentar cualquier problema y sabía cómo resolverlo, pero ahora pensaba que ya era un fracaso.

8. Antipatía por la gente feliz. No hay nada peor para la persona deprimida que una persona optimista y efervescente que grita: "¡Ánimos todos!" Esta alegría solamente hunde a la persona afligida al abismo. Para ayudar, debemos bajar al abismo con ellos y decirles: "Pues bien, ya estoy aquí abajo. Entiendo; estoy contigo; te quiero." Solamente cuando estamos al mismo nivel podemos las dos comenzar a escalar juntas. Mientras una de nosotras tenga una actitud de crítica en cuanto a la persona perturbada que aún insinúe: "Estás equivocada, estás desdichada, estás negativa," la persona se vuelve más equivocada, más infeliz, y más negativa.

Llegué al punto en que podía llorar si oía a alguien reír. No me gustaba ver a nadie cuya vida pareciera marchar sin problemas. No era justo que alguien pudiera ser feliz mientras yo estaba tan triste y sin esperanza.

9. Cambio de personalidad y hábitos. Es una señal segura de depresión cuando a alguien que siempre ha sido extrovertida y alegre de repente simplemente no le importa nada. El buen estudiante comienza a sacar malas calificaciones, la mujer bien vestida deja de peinarse, el esposo cooperador se convierte en un esposo irritable.

Mientras trataba de mantener mi personalidad alegre cuando tenía que estar en público, yo cambiaba en casa. Pasé de parlanchina a callada, de cálida a fría, de preocupación a indiferencia.

Estoy agradecida que no pasé de este punto, pero los siguientes síntomas son los que he observado de cerca y los he sufrido con muchas otras personas.

10. Fatiga. Una fatiga abrumadora hace que la persona deprimida esté demasiado cansada como para hacer algo; demasiado cansada para peinarse, demasiado cansada para vestirse, demasiado cansada para sacarse las pantuflas, demasiado cansada para moverse. Prefiere quedarse sentada en el sofá, sentirse infeliz, ver telenovelas y esperar curarse viendo Hospital General.

Mientras que la fatiga es un síntoma común de la depresión, se puede manifestar en dos diferentes direcciones. Una muchacha agotada duerme todo el tiempo. Cuando llega la mañana y abre los ojos, la idea de otro día la abruma y enseguida vuelve a quedarse dormida. Hablé con una señora que todos los cinco días de la semana, y se levantaba sólo para darle de cenar a su esposo. Los fines de semana se levantaba porque su esposo había hecho planes para ella, pero el lunes estaba tan cansada, por las actividades del fin de semana, que volvía a dormir por toda una semana.

Otra persona con el mismo síntoma no puede dormir para nada. Me visitó una amiga deprimida que nunca dormía. Estaba agotada y parecía como si se fuera a desmayar en cualquier momento, pero cuando se acostaba, sus ojos se abrían y su mente no podía echarse a dormir.

11. Comer demasiado o no comer lo suficiente. Estos dos síntomas parecen ser contradicciones, y aunque son opuestos, por debajo representan el mismo problema. Algunos que se deprimen comen demasiado. Mientras más gordos se ponen, más se deprimen. Mientras más se deprimen, más comen. Mientras más comen, más engordan. Una mujer me dijo que se puso tan gorda y deprimida que se desvestía en el clóset para que su esposo no notara su figura.

Algunos que se deprimen no comen lo suficiente. Tenía una muchacha que vivía con nosotros que padecía de depresión crónica y profunda y casi ni comía. Cuando estaba deprimida de verdad, ¡no comía nada! No puedo decir si comía a escondidas por la noche, pero hasta donde yo pude ver, no comió nada por un mes. Su médico me dijo que ella estaba tratando, subconscientemente, de matarse a sí misma.

Cualquiera que sea la manifestación, el problema que conecta el comer con la depresión es al fin de cuenta uno de auto destrucción.

12. El aumento en tomar alcohol o drogas. Este aumento llega a ser un síntoma cuando la gente comienza a beber más que antes o comienzan a tomar una cantidad mayor de tranquilizantes o píldoras para dormir para calmarse, o píldoras para animarse. Un artículo titulado "El insomnio, y qué hacer al respecto" dice: "Los estadounidenses gastan más o menos dos mil millones de dólares anuales en una variedad de ayudas para dormir, inclusive camas nuevas, purificadores de aire, máquinas que hacen ruido, discos, vendas para los ojos, tapaoídos, psiquiatras y cursos de auto hipnosis. El gasto más grande de todos es en píldoras para dormir . . . [y] los médicos recetan tranquilizantes más que cualquier otra droga." Se ha calculado que el año pasado médicos generales, internistas y ginecólogos emitieron cerca de 200 millones de recetas para tranquilizantes, sedantes y estimulantes. Entre el 60 y 80 por ciento de todas las medicinas recetadas fueron para pacientes mujeres. Una vez que se comienza a tomar pastillas, hay que tomar más y más para simplemente mantener el mismo nivel de alivio. Así es como las personas llegan a depender de medicinas recetadas. La ex-primera dama Betty Ford dijo de su adicción a las medicinas recetadas y al alcohol: "Yo le llamo suicidio lento. Uno pierde el control de lo que puede hacer, y no puede hacer nada al respecto."

Una vez estuve en compañía de una amiga íntima que tomaba doce pastillas para dormir, diez tranquilizantes, y dos tragos de güisqui antes de acostarse. Nunca la había visto beber y me quedé atónita. En ese entonces sabía muy poco acerca de los síntomas de la depresión y no reconocí esto como una señal de peligro. Después me enteré que una cantidad equivalente me hubiera matado a mí, pero ella había aumentado gradualmente su dosis con la idea de vencer a su depresión y poder dormir. Terminó pasando un año interna en un hospital mental, y ahora me arrepiento no haber sabido cómo tomar alguna acción correctiva o siquiera reconocer esta necesidad como un síntoma de la depresión.

13. Concentración baja. Es obvio que, después de atravesar todas estas etapas previas, la persona deprimida en realidad no pueda atar cabos. Todo en la vida parece estar fuera de enfoque. Es extremadamente difícil para una persona perturbada pensar claramente, y por lo tanto no es sabio que él o ella tome decisiones importantes. La falta de visión clara le puede llevar a cometer errores que normalmente no los haría.

14. Hipocondría. Muchos deprimidos al extremo a fin de cuentas se meten en la cama. Si hasta este punto han ido a ver a todos los médicos, y todos les han dicho que todo está en la cabeza, y nadie está de acuerdo con ellos en que están enfermos, simplemente se dan por vencidos y se encierran en el cuarto. Entonces alguien tiene que prestar atención.

Cuando el deprimido deja de tratar y está constantemente enfermo, debemos considerar que esto representa un grito desesperado por la ayuda. Cuando las personas creen que nadie los entiende, comienzan a buscar una salida. Algunos se entregan a la invalidez y otros hallan placer tergiversado al lograr que otros los cuiden. Otros deciden que la vida en la cama es demasiado deprimente y buscan una manera de acabarlo todo. Su vida en este punto es una serie de sube y bajas. No saben si en realidad están enfermos o no.

15. Tendencias suicidas. "Ser o no ser; ésa es la pregunta." Cuando los deprimidos llegan a este punto, comienzan a debatir seriamente si vale la pena vivir. Una muchacha me dijo: "He decidido que a mi esposo le iría mejor si yo estuviera muerta." Un hombre quebrantado le dijo a mi esposo que oraba que Dios le hiciera cadáver. Algunos dicen: "He estado muerto por años; lo único que me falta es deshacerme del cuerpo." "Más me vale que termine con todo." "No hay nada por qué vivir." Necesitamos dar pasos positivos si oímos declaraciones serias como éstas, y asegurar a la persona que se le está prestando atención. La mayoría de las ciudades incluyen centros de prevención del suicidio en los directorios telefónicos, bajo *Suicidio* o *Crisis*, y hay ayuda disponible en centros locales de salud mental, salas de emergencia o servicios de asesoramiento familiar de la comunidad.

Una señora dijo: "He venido a esta conferencia muy tarde. Mi hijo adolescente atravesó todas las etapas que enumeró. Habló del suicidio y lo hice a un lado tomándolo como simplemente un deseo de llamar la atención. Hace unas pocas semanas se suicidó de un disparo. Tenía solamente 16 años." Los archivos muestran que ocho de cada diez suicidas lo han mencionado anteriormente. ¡Preste mucha atención! Algunos que no tienen el valor para actuar se hunden en un estado vegetativo. No hablan ni parecen darse cuenta de lo que pasa a su alrededor. Algunos se las arreglan para ir a trabajar y luego vuelven a casa y apagan a la vida. La familia de esta persona vive en un estado de confusión. ¿Ama el trabajo y nos odia a nosotros? ¿Por qué no se puede amarrar los pantalones y dejar su rabieta?

16. Mejoría súbita. Algunas veces el deprimido extremo dará lo que parece ser una recuperación animadora. He visto esto pasar anteriormente antes de comprender el síntoma. Jane y Jim se habían enamorado en la universidad: ella, líder de las porristas, y él, capitán del equipo de fútbol americano. Después de su boda tuvieron cuatro hijos en cuatro años, y Jane se deprimió. Ya no se veía como una reina de belleza, y expresaba antipatía para sus hijos.

Le visité un día y ella parecía haber mejorado. Parecía que los hijos ya no la molestaban; ella sonreía y hacía caso omiso de sus llantos. Luego le dije a mi esposo que pensaba que Jane finalmente tenía todo bajo control. Al siguiente día se apuñaló a sí misma con un cuchillo de cocina y tuvieron que llevarla a un hospital mental. Más tarde el médico me dijo que cuando pareció que ella había mejorado, en realidad ya había decidido matarse, así que ya no le importaba nada. Una mejoría súbita después de una depresión larga puede ser una señal que el final planeado está cerca.

Una muchacha joven se me acercó después de que yo había citado este caso cuando hablé sobre la depresión, y me contó de su madre. Después de meses de retraimiento de todo mundo, que comenzó con la muerte de su esposo, esta señora llamó a sus tres hijas y les invitó a ellas y a sus esposos a una cena. Tenía velas sobre la mesa, sirvió una comida gourmet y estaba vestida elegantemente.

Todos disfrutaron la cena, y al irse a sus respectivas casas, todos comentaban lo alegres que estaban porque su madre finalmente había salido de su depresión y parecía ser ella misma. Pero fue sólo una artimaña. La cena era su propia fiesta de despedida. Esa noche ella puso fin a su soledad ingiriendo una sobredosis de pastillas de dormir.

Una adolescente en Arizona, deprimida por causa del nuevo matrimonio de su madre porque se sentía excluida y sola, rápidamente descendió por los diferentes pasos hasta la desesperación. Llegó a absorberse con la muerte y escribió un ensayo para su clase de inglés titulado: "La bienvenida en la parte superior de las escaleras." Desarrolló la teoría de que en el cielo ella iba a recibir el reconocimiento y el amor que no había tenido en la tierra. La maestra le dio una calificación sobresaliente, pero no reconoció su súplica de ayuda. Luego la mamá de la chica dijo que su hija había sonreído por primera vez en meses mientras le mostraba su nota sobresaliente a todo el mundo. La familia le felicitó, aunque nadie se tomó el tiempo de leer el ensayo. Dos días después, su madre fue a despertarla y la encontró muerta en la cama. A su lado estaba una botella vacía de pastillas para dormir y en su mano el ensayo con la nota sobresaliente.

El Dr. Victor M. Victoroff escribe a la profesión médica: "Cuidado con la desaparición repentina de la depresión del paciente; puede ser una señal de alivio porque al fin ha decidido suicidarse, que le provee la energía para hacerlo."

17. El llamado a la muerte. El último paso antes del suicidio es cuando el deprimido expresamente se aleja de la realidad. Se ha programado a sí mismo para estar en una posición en que está más allá de todo, en otro mundo, y donde está listo para ir al más allá.

Una joven llamada Sandra me contó acerca de su esposo. "No sé lo que le pasa. Parece que él no sabe que existo." Conforme le hacía preguntas, inconscientemente ella trazó el patrón perfecto de la depresión. Alan había estado casado anteriormente. Había atravesado un "divorcio horrible" y había perdido su casa, carro y bote. Los pagos a su primera esposa eran tan altos que le quedaba muy poco con que vivir. Cuando se casó con Sandra, parecía estar feliz y bien ajustado, pero sus problemas financieros pronto aparecieron y él necesitaba el sueldo de ella para pagar la renta.

Sandra tenía su propio negocio, y pronto se encontró manteniendo a los dos mientras él mantenía a su primera familia. Cuando ella se lo mencionó, él se desquitó con ella, se enfureció y dejó de hablarle. Después él perdió todo interés en su trabajo y dijo: "¿Para qué trabajar? No me queda nada después de todo." Sus comentarios eran cada vez más pesimistas, y rezongaba por el caos sin esperanza en que estaba metido.

Cuando Sandra trataba de comunicarse con él, él respondía: "¿Por qué quieres hablar conmigo? Soy un fracaso; tú eres una triunfadora. Te iría mejor sin mí."

Mientras más trataba Sandra de animarlo, más se apartaba él de ella. Un día cuando ella le estaba contando algo cómico que había pasado en su trabajo, él le pegó y le gritó: "¡Quítate esa sonrisa de la cara!"

Siempre estaba agotado y dejó de hacer tareas en la casa. Cuando llegaba a la casa por la noche se iba directamente a la cama sin comer. Sandra trataba de llevarle comida, y una noche él le dio una patada a la bandeja, lanzándola de la cama, y se echó a llorar: "Nunca más voy a volver a comer."

"Para empeorar las cosas," dijo Sandra, "esa semana fue degradado en el trabajo y ahora camina como zombi. Un amigo preocupado por él arregló para encontrarse con él para el almuerzo, pero no se apareció. De hecho, ni siquiera fue al trabajo hoy. Salió y me dejó una nota que dice: 'Querida Sandra: No es tu culpa. Nunca debí haberme casado contigo. Mi vida es desesperante y te irá mejor sin mí.' "

Hace unos años una amiga que estaba profundamente deprimida vino a visitarme. Había llegado al punto de distanciarse; podía quedarse sentada por horas sosteniendo una revista, al revés, ante sus ojos. Podía hablarle, saludarle con la mano o quitarle la revista, y ella no cambiaba su expresión. Luego me contó, cuando se evitó su suicidio, que ella ya estaba en otro mundo y soñaba en cómo sería el cielo. Una muchacha que traté en San Francisco oía voces en esta etapa, que le animaban a ir a un lugar de descanso eterno. Otra veía ángeles cuando cerraba los ojos.

Hace varios años, un poeta, empleado como taxista, saltó del puente Golden Gate con su sobrina. Su nota de suicidio, según cuentan los periódicos, dijo: "Tal vez esta vida ha sido demasiado vívida para mi espíritu. Sé que hay distinciones por dentro y por fuera. Algo ha llamado a mi ser y no puedo rehusar la oferta." Él había sentido el llamado de la muerte y había saltado del puente de espaldas, sosteniendo la mano de su sobrina. En un poema que dejó, titulado "Lo que sabemos," escribió:

Cuando he visto esta circunstancia y este fracaso
Y todos los colores pasados que se voltean y retuercen,
    todo lo que ha sido;
Soy todo al instante espectador, esperando algo.

El síntoma culminante de la depresión es el llamado para ponerle fin a todo.

Si usted tiene la dicha de estar libre de la depresión, con todo es importante que entienda los síntomas para que pueda ser compasivo con otros y ayudarles a encontrar un resquicio de luz en sus nubes oscuras.

capítulo 4

¿Quién se deprime?

Hemos visto los síntomas; ahora preguntemos: "¿Quién se deprime?" ¿Acaso todo el mundo se deprime? Al considerar quién se deprime y por qué, es importante tomar en cuenta nuestra personalidad innata. Fue el médico griego Hipócrates el que les puso nombre a los temperamentos de acuerdo a ciertos fluidos corporales.

• La personalidad **sanguínea** (sangre) por naturaleza es optimista y extrovertida, y le encanta la vida.

• El **colérico** (bilis amarilla) es el controlador, el director, la persona franca que por naturaleza se hace carga de cualquier situación.

• El **melancólico** (bilis negro) es el perfeccionista y el más propenso a deprimirse porque la vida no es perfecta. Son los profundos, pensativos y analíticos y, si se deprimen, se ensimisman y estudian todo aspecto de su vida.

- El **flemático** (flema) es el que se lleva con todo mundo, un individuo estable, calmado e imperturbable. Parece que nada le molesta y es difícil saber cómo en realidad se siente.

Los dos primeros, sanguíneos y coléricos, son los optimistas por naturaleza y los menos propensos a deprimirse en tanto y en cuanto la vida marcha tal como lo esperan. Los dos últimos, melancólicos y flemáticos, por naturaleza son pesimistas, recatados, introvertidos y más propensos a la murria.

¿Cómo sabemos lo que desatará una caída depresiva hacia el lado lóbrego de la vida? Primero tenemos que preguntarnos cuál es el deseo básico de cada personalidad y entonces ver lo que pasa cuando se lo quita.

Los coléricos son menos propensos a deprimirse porque por lo general logran mantenerse en una posición de control. No les importa si los demás están de acuerdo con ellos o no, o que a los demás les gusten, con tal que ellosmismos estén a cargo. Son los presidentes de las compañías y los directores de cualquier ocupación que escojan. Son intensos y concentrados, y les gusta el trabajo más que las vacaciones. Debido a su alto nivel de éxito, se puede ver que cualquier fracaso, como la pérdida del trabajo, dinero, matrimonio o salud, puede hundirlos en una depresión situacional.

Un cirujano amigo mío estaba en la cima del mundo hasta que tuvo un accidente que le dejó sin el uso de la mano derecha. No podía operar más. La idea de perder su oficio y nunca volver a hacer lo que era su pericia lo puso por muchos meses en una depresión situacional, pero después se recuperó y comenzó a enseñar sus habilidades a internos en cirugía. Me dijo un día: "Nunca pensé que podría deprimirme, pero ahora comprendo mejor lo que es ver la profesión de uno desmoronarse ante sus propios ojos."

Los problemas de salud física pueden deprimir al colérico. Si esto se combina con la pérdida de dinero o prestigio, es más difícil. Para el colérico la jubilación no es la bendición que el mundo pinta. Para tal persona la jubilación le dice que está vieja y débil, dos cosas que el colérico nunca quiere estar. El índice de suicidio de hombres de 80 años o más refleja un sentimiento colérico de que "si no puedo tener las riendas de nada, inclusive mis funciones corporales, prefiero no estar aquí." ¿A usted le han venido algunos de estos pensamientos? ¿Qué los provoca?

Los sanguíneos son el segundo grupo menos propenso a deprimirse porque por naturaleza son los más contentos, los más brillantes y los más optimistas. Con tal de que la vida sea feliz, pueden avanzar contentos. Pero su problema más grande es casarse con alguien que es melancólico y que se ha propuesto perfeccionarlos. Las críticas constantes agobian y hunden a un sanguíneo, sea en el matrimonio, el trabajo o la iglesia. Siempre decimos en nuestros seminarios: "Un sanguíneo deprimido no vale gran cosa." Es casi como sacar el aire de una llanta; el caucho todavía está allí pero no puede funcionar. Los sanguíneos tienen la capacidad de recuperarse rápidamente, pero tan pronto como ven que su situación no tiene esperanzas de mejorar, se depren y esperan que alguien los rescate y conviertan a su calabaza en un carruaje. ¿Solía usted ser el alma de la fiesta? ¿Qué pasó?

La falta de entusiasmo del flemático hace difícil reconocer cuando está deprimido. No se ve ningún contraste. Una esposa colérica me dijo: "Es como si él estuviera sentado en una cabina telefónica invisible. Ni nos ve ni nos oye cuando estamos a su alrededor." Es fácil llevarse con los flemáticos, y nunca son exigentes. Mantienen su ecuanimidad, y se enfadan cuando tienen que pelear contra los calabozos de la vida. Algunas veces, debido a su naturaleza pacífica, se les ignora. Rara vez se quejan, pero si se les trata como si fueran un mueble, se retraen más profundamente en sí mismos y se deprimen. *Nadie se fija en mí. A nadie le importa mi opinión. Nada de lo que digo importa.* ¿Le cabe este perfil?

El melancólico es el caso clásico de depresión, cayendo más fácilmente que los demás. Sus altas normas le hacen caer mucho más hondo. Se pone a pensar tanto que su introspección siempre puede encontrar algo que no anda bien, sea en sí mismo o en los demás.

Así que la respuesta a quién se deprime es que cualquiera puede deprimirse cuando sus deseos interiores de la vida no se cumplen. Al pensar en sí mismo, trate de imaginarse cuál de estas personalidades es usted. Luego vea si sus necesidades no están siendo atendidas. Al hacer esto muchos han podido descubrir por qué están deprimidos y dar pasos activos para corregir las circunstancias que causan el dolor. Es un primer paso sencillo para analizarse a sí mismo.

Si usted es un sanguíneo (extrovertido, amante de la vida, optimista), y está deprimido, averigüe qué es lo que le aleja de su alegría pasada. ¿Le parece que su vida en el hogar es negativa y abrumadora? ¿Tiene demasiado para hacer? ¿Es un hijo más problemático que el otro? ¿Qué es lo que le ha robado la alegría de la vida?

Si usted es un colérico, nacido para ser líder, queriendo estar a cargo, decidido y optimista, ¿qué está fuera de control en su vida? ¿El matrimonio, el trabajo, la salud, los planes futuros? ¿Puede hacer algo al respecto? ¿Debería reducir y descartar algunas responsabilidades? ¿Está enredado en algún lío amoroso? ¿Está interviniendo en alguna actividad ilegal?

Si usted es un melancólico, profundo, pensativo e introspectivo, haga una lista de las cosas que casi son perfectas en su vida. Entonces enumere las áreas problemáticas, aun cuando piensa que no le molestan. Si tiene más en la lista de los problemas, ¿qué puede hacer acerca de esas dificultades? ¿Ha hablado con un asesor al respecto? ¿Está guardando rencores? ¿A quien no ha perdonado?

Si usted es un flemático, quien se lleva bien con todo el mundo, tranquilo y sin quejas, ¿qué circunstancias ha escondido bajo la alfombra y ha rehusado enfrentar? ¿Por qué? ¿Tiene miedo de una confrontación? ¿Qué es lo peor que puede suceder si se lo menciona? ¿Hay alguien que no le permite a usted terminar la frase? ¿Quién? ¿Ha tratado de hablar sobre esto o cosas semejantes? ¿Le es más fácil darse por vencido que pelear? ¿Cómo ha llegado a este punto en su vida?

Si se encuentra en cualquiera de estas situaciones, a lo mejor esté levemente deprimido. Si siente que sus problemas no tienen esperanza y nadie le comprende, a lo mejor ya está realmente deprimido. Esto no significa que ha perdido un tornillo, pero sí significa que debe seguir leyendo y ver qué otras situaciones dolorosas u otros abusos ha experimentado. Recuerde, en este punto, estamos solamente tratando de ayudarle a analizar su propio nivel de depresión. Conforme sigue leyendo, marque cualquier síntoma que se le aplique.

Por la siguiente lista podemos ver que cualquiera *podría* deprimirse. Veamos primero a la persona que comienza su vida con una gran nube oscura sobre la cabeza, el proverbial "nacido para perder."

EL NACIDO PARA PERDER

El nacido para perder comienza su vida sabiendo que es un caso perdido. Tira a su biberón de la cuna y su mamá le grita: "Tonto, ¿no sabes que la alfombra es nueva?"

La gordita de dos años se tropieza y la tía que está de visita le dice: "Ojalá que no sea gorda y torpe *toda* su vida."

La profesora de primer grado declara: "Eres el *único* en la clase que no puede diferenciar entre el rojo y el verde."

La profesora de segundo grado pregunta: "¿Por qué no eres inteligente como tu hermano?"

La profesora de tercer grado suspira: "¿No puedes nunca mantener la boca cerrada?"

La madre ve a la libreta de calificaciones y grita: "¿Insuficiente en lectura? *¿Mi* hijo?"

El padre le dice de su hijo desmañado: "Cuando yo tenía tu edad ya era el capitán del equipo de béisbol."

¿Alguna vez alguien le ha dicho cosas como éstas? ¿Ha dicho algo similar a otras personas?

Una vez hablé con un joven que me dijo que su madre le había puesto el apodo de Borrón cuando era bebé. Ella le decía a todos lo callado que era él y que no hacía nada. Cuando comenzó la Escuela Dominical, ella pidió ser su maestra. "Él no sabría cómo responder a otra persona," dijo. "Me necesita." Cada año avanzaban juntos. Ella lo acompañó a la escuela hasta el octavo grado, y le cortaba la comida hasta que estuvo en la secundaria. Sin ella, él no podía hacer nada. Ahora que ha pasado los 30 todavía está bien cómodo con sus instrucciones constantes; sin embargo, es un inútil sin ella. A su modo de ver, la mujer piensa que es una madre afectuosa, pero ha producido a un perdedor.

Una hermosa novia vino a verme bañada en llanto, exclamando que nunca podría cocinar. Esto me parecía un problema fácil de solucionar hasta que la novia me dijo que su madre nunca la dejó entrar en la cocina. Le había dicho que era muy pequeña, demasiado tonta, muy lenta, muy desordenada y muy torpe, y siempre terminaba diciendo: "Puedo hacerlo más rápido si te quitas del paso."

Un joven deprimido me dijo que su mamá siempre le decía: "Espero que tengas cuando crezcas un hijo igualito a ti, para que conozcas por lo que yo pasé."

Comentarios como éstos aseguran que nuestros hijos crecerán deprimidos. La responsabilidad en este aspecto está en nosotros. Si criamos a los hijos con la creencia de que no sirven para nada, que son insignificantes e inferiores, y que no van a llegar a la medida de otros, los programamos para que sean perdedores. Una vez que el niño capta la idea de que no puede lograrlo o no puede hacerlo, ni siquiera se tomará la molestia de intentarlo. Caerá en un patrón de desesperanza. Una de las primeras señales de depresión en un niño es cuando comienza a darse por vencido y ya no le importa participar en una actividad social normal o siente que no puede hacer nada.

Tenga mucho cuidado de no amontonar negativas sobre sus hijos, y cada vez que vea a un niño siendo programado hacia la depresión, intervenga y haga algo por él. Si no puede hablar con su madre, entonces trate de trabajar con el niño, estimulándolo de manera positiva. Ayúdele a fijar metas en su vida; anímele a expresar verbalmente su problema y sacar al aire sus frustraciones. El nacido para perder está programado para la depresión.

LOS TRIUNFADORES

Los triunfadores pueden tener una tendencia a la depresión, especialmente el que ha alcanzado la cumbre y no tiene más planes emocionantes para el futuro. El *Wall Street Journal* habla de los hombres agresivos, probablemente coléricos. "Alcanzan la cumbre de los logros, su meta en la vida, y de repente se dan cuenta que ya no queda nada más para lograr. El resultado es depresión."

Un brillante banquero de Nueva York saltó por una ventana del piso número 30. Dejó una nota que dijo que había logrado el éxito y ya no había a dónde más ir. Cuando no tenemos un propósito diario en la vida, nos deprimimos. Fue Robert Browning que dijo: "El alcance del hombre debe exceder lo que puede agarrar, porque si no, ¿para qué es el cielo?" Tantos de nosotros pasamos la vida esperando ser felices, esperando hasta que recibimos todo lo que nos propusimos para entonces poder tranquilizarnos y disfrutar de nuestra existencia. Si *tan sólo* tuviera esto o eso, sería feliz. Tal preocupación es un desperdicio de la vida. Necesitamos metas; necesitamos una razón para levantarnos cada mañana; necesitamos una actitud alegre hacia nuestro trabajo. No espere llegar a la cumbre de la montaña para empezar a ser feliz. Disfrute la ascensión.

Una mujer vino a verme después de haber oído mi mensaje sobre la depresión y me dijo aturdida: "¡Me temo que mi esposo está deprimido!" Había sido un ejecutivo de negocios en una compañía nacional y se había jubilado poco tiempo atrás. Siempre había sido agresivo y exigente y ella temía tenerle en casa. Contrario a lo que ella esperaba, él era tranquilo y no la criticaba. Ella sintió este cambio de personalidad como una bendición hasta que repasamos los síntomas y ella vio que él ya estaba en el paso de retraerse. Ella había estado tan contenta porque él no la hostigaba, que no había notado cómo él había perdido su interés por la vida que le rodeaba. Después, cuando ella conversó con él respecto a su silencio, él se echó a llorar y dijo: "Pensé que ni siquiera te importaba." Juntos fijaron metas que reemplazaron las metas continuas que él había disfrutaba en su trabajo, y su depresión desapareció.

Un artículo para médicos destaca que un grupo de alto riesgo para el suicidio puede ser "médicos y otros profesionales en la cumbre de sus profesiones, que abusan de substancias químicas, se critican exageradamente a sí mismos, o han sufrido recientemente una humillación o una pérdida trágica."

Una enfermera que estaba a punto de jubilarse sabía que se iba a deprimir. "Es pura bajada de aquí, y no sé qué hacer al respecto." Al repasar juntas su necesidad de un nuevo propósito en la vida, ella se animó y prometió buscar nuevos horizontes. A la semana se reunió con el director de un hospital de convalecientes en donde necesitaban desesperadamente ayuda a tiempo parcial. Se fue de un trabajo al otro y muy pronto organizó un programa de voluntarios que creció rápidamente bajo su dirección. No importa nuestra edad, necesitamos retos para hacer que cada día valga la pena. *Falta de propósito = falta de realización = depresión.* A menudo algunos me preguntan: "¿Por cuánto tiempo va a seguir haciendo esto?" Se refieren a mis viajes y conferencias. Dan por sentado que anhelo jubilarme. Mi respuesta es "Mientras haya alguien que me invite y yo pueda ir." ¿Qué más quisiera hacer?

LOS QUE NO PUEDEN COMUNICARSE

Los que no pueden comunicarse son propensos para la depresión. ¿Por qué algunos de nosotros crecemos sin poder comunicarnos? Al hablar con adolescentes en estos días hallo algunos indicios. Algunos me dicen que sus madres rara vez les dejan terminar una frase, así que dejan de hablar. Muchos se quejan que cualquier cosa que digan, sus padres les dicen que es una estupidez. Mi hija tenía un novio que le dijo que se puso nervioso al cenar en nuestra casa. Cuando le preguntó por qué, él le dijo que se debía a que todos hablábamos tanto y él no sabía qué decir. Cuando ella comió en la casa de él, descubrió la razón por la que él no podía comunicarse: todos comieron frente al televisor y nadie dijo media palabra.

No había televisor cuando yo crecía y teníamos que hablar uno con otro. Mi padre llevaba nuestras conversaciones durante la cena a los acontecimientos corrientes. Las palabras son importantes para nosotros, y una respuesta ingeniosa desataba una carcajada de aprecio. Hoy, al contrario, nuestro pensar y hablar nos lo dan los actores pagados por fábricas de jabón para entretenernos. Muchos de nuestros hijos se han convertido en observadores pasivos de lujuria y de la vida, y mientras menos oigamos al respecto, mejor.

¿Permite usted que sus hijos se entretengan con los medios de comunicación porque es más fácil que pasar tiempo con ellos en una conversación que vale la pena? Si no dirigimos a los hijos en un patrón positivo de conversación, crecerán sin poder comunicarse y sin poder hablar de sus sentimientos. A lo mejor están guardando resentimientos profundos que algún día pueden estallar.

Una vez vino a conversar con mi esposo y conmigo una pareja de obreros cristianos profesionales, que confesaron que no tenía una relación significativa con sus dos adolescentes. Les dimos un par de cuestionarios que habíamos ideado para ayudar a los padres y adolescentes a descubrir áreas problemáticas y les sugerimos que después de llenarlos tomen asiento y cariñosamente conversen entre sí sobre sus respuestas. "Algunas de las respuestas pueden doler," les dijimos, "pero presten mucha atención y no interrumpan." Nunca supimos nada más sobre esa pareja, pero un día, seis meses después, me encontré con la esposa en el supermercado. "Me da mucha vergüenza," dijo ella. "Simplemente nunca hemos tenido el tiempo de sentarnos con nuestros hijos y hacer ese lindo examen que nos dio."

Ellos nunca tuvieron el tiempo para los hijos, quienes se sentían aislados de sus padres. En intentos desesperados de llamar la atención, el hijo embarazó a una joven y la abandonó a la puerta de su madre mientras él se escapaba al ejército. Su hija, después de intentar suicidarse, se robó un auto y desapareció. Tal vez los padres deberían haber encontrado el tiempo para comunicarse con sus hijos.

¿Tiene tiempo para sus hijos? ¿Comen juntos como familia y anima a sus hijos a hablar, sin interrupciones y sin críticas? ¿Les habla de sus preocupaciones (en un nivel apropiado para su edad) y les pide ayuda y sugerencias? ¿Mantiene a su familia al corriente con las noticias del día? Mientras estaba criando a mis hijas, todas las mañanas después del desayuno hojeaba rápidamente el periódico mientras las hijas se alistaban para salir. Entonces les daba una breve revisión y les daba temas corrientes de conversación apropiados para sus actividades y su nivel. Les encantaban las "perlitas" de su mamá y se divertían al integrar los hechos del día en sus conversaciones. Cada minuto que pasamos en conversación significativa con los hijos promueve su capacidad de comunicarse como adultos.

LOS QUE NO PUEDEN COMPETIR

Los que no pueden competir también son propensos a la depresión. Muchos padres protegen demasiado a sus hijos, al punto en que el hijo no entiende que la vida es real. Tal hijo cree que su madre acudirá corriendo a defenderlo para siempre. Nunca ha aprendido a meterse y defenderse.

Cuando mi hija Marita estaba en el jardín de infantes, se negó a ir a su graduación. Era un jardín de infantes prestigioso, y su ceremonia final era un acontecimiento muy notorio en la comunidad, y yo tenía muchas ganas de asistir. Pero mientras más rogaba, más firme se ponía. En este punto en mi vida me preocupaba mucho por el qué dirán, así que tenía que estar presente en la graduación. Además, le había comprado un vestido con vuelos muy caro y no lo iba a desperdiciar. Al seguir rogándole que vaya, finalmente me dio la razón para su negativa. Todos los niños iban a participar en una carrera de papas, y cada vez que ella practicaba, se le caía la papa. Así que como no podía ganar, no iba a participar.

Llamé a la maestra, hice que sacara a Marita de la carrera de papas y fui muy orgullosa a la graduación. Luego, con la sabiduría del Señor, comencé a notar que Marita estaba convirtiendo todo lo desagradable de la vida en una carrera de papas, y yo estaba constantemente protegiéndola para que no enfrentara la realidad. Fue muy difícil para mí dejar que mi muñequita se parara por sí misma, peleara sus propias batallas y aprendiera a competir sola, pero tenía que obligarla a que crezca.

Cuando hacemos que las cosas sean demasiado fáciles para nuestros hijos, sea a propósito ("para que no tenga que pasar por lo que pasé yo") o por descuido benigno ("era simplemente más fácil hacerlo yo misma que enseñarle), les hacemos una gran injusticia a título de cariño, y sin querer animamos una personalidad dependiente que bien puede llevarlos a las drogas o el alcohol.

La madre de Paulette lo hizo todo por ella, creyendo firmemente que esto era un programa positivo para la vida de Paulette. La madre desesperadamente necesitaba sentirse necesitada, y con su devoción incondicional a su hija, la condenó a una situación de dependencia. Aun cuando esta conducta sacrificada pudiera parecer loable, produce a jóvenes que no saben cómo competir cuando entran al mundo real. O bien regresan a su madre, buscan a otra persona que les cuide en lo que puede convertirse en una relación enfermiza o (como hizo Paulette) comienzan a beber licor y se vuelven dependientes del alcohol o las pastillas.

Lo que se llama ahora "personalidad dependiente" comienza en la niñez cuando al niño no se le enseña responsabilidad, no aprende a competir y piensa que mamá siempre va a ir por adelante barriéndolo todo, abriendo las aguas del Mar Rojo de la vida.

Nosotros los padres tenemos que darnos cuenta de que nuestro objetivo no es que nuestros hijos estén amarrados a nosotros para siempre, aduciendo su necesidad de protección, sino criarlos de manera que puedan enfrentar la vida sin nosotros. ¿Está usted sobreprotegiendo a su hijo? ¿Es la profesora la que siempre está equivocada, el villano siempre es el jefe, el policía siempre vengativo? *Los que no pueden competir se dan por vencidos y se deprimen.*

LOS QUE TIENEN DEMASIADO QUE HACER

Siempre he tenido demasiado que hacer. Este aspecto de actividad constante me desanima. Felizmente mi esposo ha aprendido a protegerme de esta manera. Cuando ve que me siento abrumada, hace que me siente con él y dice: "Hagamos una lista de lo que tienes que hacer." Entonces me muestra que no tengo que ir al club de literatura ni hojear un libro cuando no tengo tiempo de leerlo, que no tengo que asistir a una demostración de modas cuando mi closet está repleto, que no necesito presentar en persona mi enmienda al reglamento cuando puedo mandarlo por correo al parlamentario.

Estoy agradecida a mi esposo por enseñarme que no soy indispensable. La comunidad continuará sin mi ojo avizor y sin mi lengua activa. Al hablar con mujeres deprimidas hallo que muchas están tan metidas en actividades cívicas y sociales que no tienen tiempo para sus familias. Algunas mujeres saben que sus prioridades no están como es debido, pero parecen estar atrapadas por la presión de sus iguales.

Muchas mujeres que conozco están tan ocupadas en las actividades de la iglesia y haciendo buenas obras que no tienen tiempo para su familia. Estas mismas mujeres son las que organizan cadenas de oración para suplicarle a Dios que sus esposos ¡se conviertan en creyentes maravillosos como lo son ellas!

¿Le impiden las actividades fuera de la casa que tienda las camas? ¿Es usted experta en cenas de emergencia? ¿Están sus hijos convirtiéndose en adictos a comer frente al televisor? ¿Se desquita usted con su esposo cuando alguien le hace un desaire en el club de mujeres?

Tenemos que analizar nuestras vidas y asegurarnos que nuestras prioridades están en su debido orden. El agotamiento lleva a la depresión.

LOS QUE NO TIENEN NADA QUE HACER

Después de haber visto que los que tienen mucho que hacer se deprimen, a lo mejor usted piensa que es una contradicción que los que no tienen nada que hacer también se deprimen y se aburren fácilmente. He hablado con muchas mujeres perturbadas que no ven ninguna razón para levantarse por la mañana. Un día una joven, que vivía en una casa grande con un Mercedes en la cochera, me llamó por teléfono para decirme que estaba sola y aburrida. Luego llamé a una amiga que enseñaba un estudio bíblico y le pregunté si podía lograr incluir a esa joven.

"Todas sabemos que se siente sola," dijo mi amiga, "y la hemos invitado a muchas actividades del grupo. Ella dice que va a venir, pero cuando vamos a recogerla, se niega." Allí tenemos a una joven deprimida que no tiene nada que hacer, y sin embargo rechaza la ayuda de otros. Una de las maneras más rápidas de caer a una depresión más profunda es quedarse sentado y no hacer nada.

En contraste, conozco a muchos ancianos que viven solos, y que encuentran la vida activa y con propósito. Cuando mi madre frisaba más de 80 años, vivía en una villa para envejecientes en Massachussets, se levantaba cada mañana a las siete, se preparaba su desayuno y se mantenía ocupada con la Cruz Roja y un programa de artes manuales en su iglesia. A menudo invitaba a amigos a cenar y era miembro alegre de sus grupos de actividad. Cuidaba muy bien de su salud mental y física, se veía mucho más joven de lo que era y murió tranquila mientras dormía, a los 85 años.

Hay tantos grupos que necesitan voluntarios, tantas llamadas telefónicas que hacer, tanta gente sola que visitar, tantos estudios bíblicos a los cuales asistir que nadie necesita sentirse solo o sin propósito.

Una viuda en Columbus, Ohio, vino a nuestro Seminario para Líderes y Conferencistas Cristianos, y me dijo que estaba allí únicamente para complacer a su hija. Su esposo había sido pastor y superintendente del distrito de su denominación. Con la muerte de él su mundo entero se había derrumbado, y sin él ella se sentía completamente inútil. Le hablé de la necesidad tremenda de una mujer para ministrar a las viudas y le sugerí que piense en maneras de ayudar a estas otras mujeres a salir de su depresión.

Su respuesta a mi reto fue diferente a lo que esperaba. Comenzó a llamar a las mujeres para invitarlas a asistir a cualquier evento en que yo estuviera participando en Ohio. Más que invitar, insistía en que asistieran. Ahora, dondequiera que aparezca yo en ese estado, ¡allí está la señora Tucker con un grupo de damas! Me presenta a cada una de ellas, y descubro que algunas han volado desde Nueva York o Florida, y que ella es la catalizadora para estas reuniones. Le he dicho que me encantaría tener el dinero como para mandarla delante de mí por toda la nación ¡como mi agente de relaciones públicas!

En vez de sentir que la vida se le ha acabado, la señora Tucker está ahora animando los espíritus de sus amigas. Una hija de ella me dijo: "¡No puedo creer la diferencia en mi madre desde que organizó el club de fanáticas de Florence Littauer!"

¿Halla usted más fácil quedarse en casa y sentirse solo que levantarse y participar en las aventuras de la vida? ¿Espera usted que la gente venga a usted y entonces se enoja cuando nadie se asoma? ¿Es negligente en cuanto a la comida porque no vale la pena cocinar para una sola persona? Cualquiera de estas actitudes puede fomentar el pesimismo. La próxima vez que comience a sentir lástima por sí misma, busque a alguien que está en peores condiciones que usted y trate de animarla. ¡Saldrá con un espíritu renovado!

Oí de una anciana cristiana confinada a la casa por una enfermedad incurable. En vez de deprimirse, comenzó a orar por unos pocos predicadores que conocía. Les pidió que le mantuvieran al día respecto a sus calendarios y prometió orar por ellos en las ocasiones en que ministraban. Los predicadores comenzaron a llamarla y mandarle tarjetas postales al viajar. A medida que les conversaban a sus amigos cómo esta señora oraba por ellos, otros comenzaron a llamarla por teléfono para indicarle sus peticiones. Muy pronto ella tenía una red de predicadores cristianos que se mantenían en contacto con ella y le contaban las respuestas a sus oraciones. Lo que pudiera haber llegado a ser una vida de desesperanza se convirtió en una de emoción diaria. El aburrimiento es madre de la depresión.

LOS QUE SE HALLAN EN CIRCUNSTANCIAS DIFÍCILES

Muchos sufren de tales tragedias en su vida que hay una razón obvia para su depresión profunda. Mary descubre que su esposo tiene un enredo amoroso. La mamá de Hazel acaba de morir. El hijo de Sally fue atropellado por un motociclista. El carro de Bárbara queda completamente destrozado por un conductor adolescente borracho. La hija de Jerry, de 14 años, está encinta. Yo tuve dos hijos que tuvieron el cerebro dañado irremediablemente. Estos tipos de problemas producen la depresión que se entiende, y son difíciles de superar por nuestras propias fuerzas.

En 1967 los doctores T. H. Colmes y R. H. Rahe pusieron índice a las diferentes cantidades de estrés causadas por ciertos cambios específicos en la vida de 5,000 de sus pacientes. Le asignaron a cada estrés un valor específico de puntos. La muerte de un esposo es 100 puntos; el divorcio es 73 puntos; la separación, 65 puntos; la cárcel, 65 puntos, etc. El análisis de estrés indica los tipos de circunstancias que encontramos en la vida y los efectos drásticos que ejercen en nosotros.

Al tratar con la gente en circunstancias críticas, he aprendido que *el primer paso tiene que ser una aceptación del hecho.* Solamente cuando enfrentamos realistamente la verdad podemos comenzar a superar el dolor y la desesperanza. La peor manera de abordarlo es pretender que nunca pasó. Recientemente en un retiro de mujeres una de las líderes me dijo muy dolida que su esposo la había dejado. Se sentía muy afligida, con el corazón roto, y humillada. Mientras hablábamos, descubrí que ella no estaba dispuesta a enfrentar la verdad y tratar honestamente con su futuro. Ella le llamaba frecuentemente al trabajo, le escribía y rogaba que la sacara a pasear. Pero todas estas súplicas aumentaban la repugnancia que él sentía por la mujer que había descartado.

He encontrado que cuando una mujer que se halla en tal situación está dispuesta a enfrentar su situación directamente, armarse de valor y avanzar con un plan positivo para su vida, su esposo a menudo ve en ella un aspecto nuevo y atractivo, y regresa. En contraste, todavía me falta ver a un hombre que regresa debido a los gemidos de su esposa.

La muerte de un ser querido es devastadora, pero con el tiempo la vida debe continuar. Debemos hacerle frente, afligirnos por una temporada y luego continuar con la vida. Una familia que conozco sigue afligiéndose por la muerte del esposo y padre que murió a los 70 años de edad. Por tres años Nancy ha llamado a su mamá para ver "cómo lo está tomando." Cuando la madre llora, Nancy al instante va a recogerla y llevarla al cementerio, donde lloran juntas. Cuando las fiestas se acercan las dos le hacen la vida miserable para toda la familia, lamentando que es la tercera Semana Santa sin papá. Al perpetuar un funeral eterno, se mantienen deprimidas a sí mismas y a toda la familia.

En el libro de mi hija Lauren, *What Can You Say ...
When You Don't Know What to Say* ("Qué puede usted
decir ... cuando no sabe qué decir"), ella da un consejo
práctico sobre cómo ministrar a los que están sufriendo. El
primer paso es reconocer la perdida, el segundo es permitir
que la persona procese su aflicción de cualquier manera
que encuentre adecuada, y tercero es ayudarle en última
instancia a progresar a una resolución saludable de su
situación y emociones. Lauren incluye un gráfico útil que le
muestra qué decir y qué no decir en diferentes tipos de dificultades y eventos traumáticos. Las circunstancias drásticas
nos pueden sumir en una depresión constante.

LOS QUE TIENEN UNA IMAGEN BAJA DE SÍ MISMOS

Muchos crecen con una imagen muy baja de sí mismos.
Sienten que no pueden hacer nada bien, no se ven bien o
nunca saben qué decir. Esta opinión pobre de sí mismos a
menudo se la inculcan sus padres, que repetidamente les
dicen que son torpes, gordos, aburridos o estúpidos.

Un muchacho con el que salía una de mis hijas tenía
una imagen muy baja de sí mismo, a pesar de ser guapo y
de que todas las muchachas lo admiraban. Cuando chico,
no tenía coordinación y su familia le puso el apodo de "el
torpe." Después de haber sido el torpe por 18 años, le era
difícil imaginarse que podía cruzar un cuarto sin tropezarse.

Una buena amiga mía se deprimía cada vez que iba a
comprar ropa. Un día le pregunté por qué no le gustaba
hacer lo que la mayoría de mujeres consideran una diversión. "Mi madre siempre me llevaba de compras con mi
linda hermana menor," me dijo. "Todo lo que se ponía se
veía lindo en ella y Mamá decía: 'Qué lástima que nada se
vea bien en ti. ¡Eres muy flaca!' " La madre no quería
herirla, pero reforzaba una imagen baja en ella y programó
a esta muchacha para la depresión.

¿Quién se deprime?

Una encantadora pareja que conocimos en un viaje pasó por nuestra ciudad y se detuvieron para visitarnos. Tenían consigo a sus tres hijos y todos se portaban muy bien. Durante la conversación, mientras los niños estaban presentes, la madre suspiró y dijo: "Supongo que han notado que Johnny es el único que nos da problemas." Yo no lo había notado, pero con certeza Johnny sí lo notó.

Algunas mujeres tienen una actitud saludable acerca de sí mismas hasta que se casan con un ser superior que les hace saber lo tontas que en realidad son. Algunos hombres se van con sus secretarias porque todo lo que oyen es casa son sólo críticas. Es sorprendente lo rápido que podemos destruir las imágenes propias de otros al señalar constantemente los fracasos y defectos en vez de acentuar lo positivo.

Vivir en una casa preciosa con padres inteligentes y aun famosos no garantiza un niño seguro de sí mismo y positivo. A menudo, mientras más sobresaliente es el padre, más deprimido se vuelve el hijo o la hija, especialmente si cree que nunca va a triunfar como su padre. ¡Qué responsabilidad tenemos para asegurarnos que nuestros hijos y nuestras parejas no lleven vidas derrotadas y de temor!

LOS QUE TIENEN NORMAS DEMASIADO ALTAS
Algunos de nosotros, empujados por nuestros padres o cónyuges, o por nuestras propias normas de perfección, nos fijamos metas imposibles y nos deprimimos cuando no podemos alcanzarlas. He tratado con muchas mujeres que han decidido que sus casas tienen que estar en condición de museo en todo momento, pero acaban, tanto ellas como sus hijos, en un estado de desesperanza.

Yo era un ama de casa fanática, hasta que un día mi esposo me dijo: "Cómo quisiera que hubiera en esta casa una silla en la que me pudiera sentar y sentirme cómodo." Comencé a evaluar el tiempo y la angustia que yo pasaba en mi "lugar de exhibición" y decidí bajar mis normas al punto en el que todos pudiéramos sentirnos tranquilos.

Un día, una esposa de un médico vino a verme y me contó que su hijo era raro. Ella y su esposo son ordenados y su hijo mayor es como ellos; les encanta tener la casa perfecta y todo en su lugar. Cuando leen un libro, le quitan el forro y lo ponen a un lado para que siempre se vea nuevo. Las revistas mensuales se mantienen sin tocar en la mesa de centro en hileras derechas, y no se las debe leer mientras las nuevas no llegan para reemplazarlas. Un día cuando esta señora entraba en la sala, su pequeño hijo alzó la vista, agarró la revista de la mesa y la hizo trizas.

El pobre niño no era raro. Simplemente no podía aguantar esa perfección perpetua. Las normas eran irreales y él no podría brindarse a seguirles el juego.

Un psiquiatra de Clear Lake, Texas, que trabajaba con las familias de un grupo de adolescentes que se habían suicidado, me dijo que la razón general de los suicidios parecía ser la ineptitud de los adolescentes para lograr lo que los padres esperaban de ellos. Algunos eran hijos de científicos de la NASA y todos habían sido criados con normas altas de excelencia académica. Aunque no hay nada malo con tener normas altas, tienen que ser realistas para cada niño individualmente, y junto con las metas debe haber algo de afirmación cariñosa de cualquier logro del hijo o hija.

Una nota suicida, dejada por un adolescente cristiano, decía: HOY ES DÍA DE LIBRETAS DE CALIFICACIONES. ¡ODIO EL DÍA DE LIBRETAS! Detesto oír: 'Podías haberlo hecho mejor.' Querido Dios: Espero que no haya libretas de calificaciones en el cielo. No quiero volver a oír otra vez: 'Podías haberlo hecho mejor.' Amén."

El Dr. Louis Hott, psiquiatra y director médico de la Clínica Karen Homey, dice que la gente deprimida viene de hogares donde se muestra muy poco amor. El individuo tiene "un orgullo herido y una imagen de desprecio a sí mismo como también una incapacidad de llegar a la altura que él piensa que la sociedad le exige. No importa cuánto logre, nunca llega a sus normas, porque sus normas son una imagen glorificada de lo que debe ser." Se siente culpable. Por lo tanto, está en un estado constante de conflicto y desesperanza. Los que tienen normas irrazonables no pueden evitar deprimirse.

LOS QUE SE SIENTEN CULPABLES

Algunos fuimos programados desde la niñez a sentirnos culpables por no tener sólo calificaciones sobresalientes en nuestras libretas de calificación, o por la desconsideración de haber dejado a mamá en la casa sola mientras íbamos a ver una película. El libro humorístico *How to Be a Jewish Mother* ("Cómo ser una madre judía") les dice a las mujeres que para ser madres exitosas tienen que inculcar en sus hijos culpabilidad al punto de que se sientan atados al deber de mantener a sus padres cuando estén viejos. Tal vez usted les ha dicho a sus hijos: "Está bien. Aquí tienes el dinero para un nuevo abrigo y yo simplemente me moriré de frío con mi suéter." "Come el pollo delicioso; yo me contento con un emparedado de mantequilla de maní."

Un día salí corriendo de una reunión del club de mujeres para recoger a mi hija Lauren de la secundaria, e iba refunfuñando por el exceso de trabajo que tenía. Ella me miró y dijo: "En realidad sería muy agradable, Mamá, si pudieras venir, tan sólo una vez, sin martillar el sacrificio que tienes que hacer para venir a recogerme." No me había dado cuenta de cuánto mis quejas la habían herido.

En mi estudio sobre el incesto y ultraje infantil para mi libro *Lives on the Mend* ("Vidas en proceso de remendar"), encontré en cada caso que el niño ultrajado crece sintiendo que él o ella en realidad es responsable por el acto. Aun cuando cualquier persona objetiva puede verlo diferente, la víctima lleva una carga de culpabilidad que le es casi imposible descartar.

"El incesto es cuestión totalmente de poder, control, traición y engaño que tiene lugar dentro de la familia," comenta Joyce N. Thomas, directora de la unidad protectora de niños del National Hospital Medical Center de Washington, D.C. Es un crimen que por su propia naturaleza casi siempre ocurre en lo privado del hogar, sin testigos; y cuando sale a la luz a menudo enfrenta el mundo de la niña en contra del mundo del adulto, situación en la que la niña es a menudo la perdedora. Frecuentemente la niña víctima del incesto siente no solamente la culpa por lo que ha estado sucediendo entre ella y un hombre adulto, sino también la responsabilidad. Ella piensa que de alguna manera "causó" el ultraje sexual y sabe que una consecuencia probable de revelar lo que está pasando causará la separación de su familia, que ya está en problemas.

Jan Frank, un ejemplo destacado del incesto, cuenta cómo se sentía tan culpable por lo que le había hecho su padrastro que ella se atribuía la culpa de todo lo malo que pasaba en su vida. "Si llovía, de alguna manera sentía que era mi culpa."

He aprendido que las mujeres que han sido víctimas se disculpan profusamente por incidentes triviales. Si me rozo con una señora en una multitud, e inmediatamente dice algo como: "Lo lamento mucho, por favor, discúlpeme," puedo dar por sentado que ella está llevando una carga de culpa del pasado.

Esta carga pesada de responsabilidad por el comportamiento abusivo de otra persona trae consigo un costo aterrador en las emociones de la víctima.

Los que cargan sentimientos profundos de culpa, sea cual sea la razón, pueden deprimirse fácilmente. Las nubes de culpa que flotan sobre la cabeza se convierten en la depresión.

Otros que tienden a deprimirse y a suicidarse son:

- Los que ya han tratado suicidarse.
- Los que tienen parientes o amigos que tienen tendencias suicidas o que se han quitado la vida.
- Los que tienen desórdenes emocionales (esquizofrénicos, depresivos maníacos, neuróticos, etc.).
- Los alcohólicos o drogadictos.
- Los que tienen conducta compulsiva (apuestas, comer con exageración, raterías, etc.).
- Los adolescentes inseguros, solos y en conflicto emocional.
- Los que no comen apropiadamente, viven de comida chatarra, tienen desequilibrio hormonal; o las que sufren de síndrome premenstrual.
- Los veteranos militares y que se sienten en desgracia o descrédito.
- Las mujeres que tratan de equilibrar una profesión de alto estrés con las responsabilidades familiares.
- Los que se sienten solos y abandonados, especialmente los ancianos.
- Los que han sido tratados injustamente de cualquier manera y saben que la vida no es justa.

capítulo 5

Cómo hallar el resquicio de luz

Si su nubecita negra ha sido su compañera constante ya por largo tiempo, estará hastiado de días grises y querrá hallar un resquicio de luz. A lo mejor ve a su depresión como sin esperanza. Tal vez quiere ignorar los síntomas o soslayarlos racionalizándolos, pero cuando está listo para enfrentar su depresión directamente los resultados pueden ser positivos. El Dr. Frederic Flach en su libro *The Secret Strength of Depression* ("El poder secreto de la depresión") dice: "La depresión puede dar a muchas personas una oportunidad única; puede ser su oportunidad para redefinirse a sí mismos y para resolver conflictos destructivos persistentes dentro de sí mismos."

¿Dónde comenzamos?

1. Reconozca el problema.

Sea que esté aburrido y se sienta solo y desanimado, o tal vez agotado, abrumado y pensando en suicidarse, el primer paso para recuperarse es enfrentar el hecho de que tiene un problema. Cuando comencé a tratar con gente en problemas, daba por sentado que todo el mundo quería una respuesta. Mi método era pragmático e indicaba mi personalidad colérica. Su problema es éste; la solución es ésta; ahora a trabajar. Aunque esta amonestación funcionó con algunos, pronto encontré que muchas personas que me contaban sus problemas no podían admitir que tenían un problema. Era la culpa de otro, y no había nada que pudieran hacer al respecto. "Si tan sólo ella me tratara con amabilidad." "Si tan solo él dejara de corregirme, me iría bien."

Anteriormente mencioné a una mujer llamada Gertrude, que estaba deprimida porque su esposo la había dejado. Su presencia era muy descuidada, con vestidos estropeados, y sucia, pero pensaba que el problema era su esposo. Él era el malo. Al hablar con ella y preguntarle qué podría ella haber hecho diferente, me respondió: "He sido una buena esposa. Él es el que anda en otros amoríos." Siempre es difícil cambiar de perspectiva en un caso como éste porque es muy fácil echar la culpa al que se fue.

"¿Alguna vez su esposo hizo algún comentario acerca de su apariencia?" le pregunté a Gertrude con recelo.

"¡Claro que sí! Siempre estaba viendo a otras mujeres y me decía que tenía que vestirme como ellas, pero nunca puse atención a eso. Si en realidad él fuera espiritual, me querría tal como soy."

Con una respuesta así, ¿qué podía hacer yo? Ella estaba deprimida; sin embargo, rehusaba creer que ella fuera parte del problema en su matrimonio. Ella estaba decidida a quedarse sentada con su propia nube negra y esperar a que su esposo se volviera espiritual y regresara.

Las mejores soluciones del mundo no pueden ayudar a la persona que no está dispuesta a admitir que tiene una necesidad. Cuando la culpa es de los demás, ¿qué otra cosa puede hacer uno sino sentir lástima de sí mismo y esperar que los villanos mejoren? Un hombre extremadamente iracundo vino a verme una noche y me gritó: "¡Estoy furioso con toda mi familia! ¡No me enojaría si solamente hicieran las cosas bien! ¡Todo lo he dicho tan claro!" Echar la culpa a los demás nos libra de hacer el esfuerzo de realizar acciones curativas. Pero aunque nos fuéramos, nos llevamos a nosotros mismos al nuevo grupo.

Para hacerle frente a la realidad de nuestra situación no tenemos que ponernos una camiseta que diga: "Estoy deprimido" o llevar un gran letrero que diga: "Paren al mundo, que me quiero bajar." Pero sí tenemos que admitir que tenemos un problema y que debemos hacer algo más significativo que volver a la cama. Una vez leí: "Volver a la cama es una cura segura para un mal día, y algunas veces funciona para una semana mala. Pero cuando empieza a parecer que eso va para largo, volver a la cama a la larga se vuelve aburrido, y peor, se vuelve deprimente. Además, si uno está en cama, a lo mejor no se da cuenta que es seguro volver a levantarse. Así que levántese y trate de reconciliarse con un año malo. Por lo menos ahora sabe que puede dejar de darse golpes de cabeza contra la pared."

Así que salga de la cama y dése cuenta que hay trabajo que hacer.

¿Reconoce usted que tiene un problema?

2. Decida que necesita ayuda.
Algunos en realidad disfrutan sintiendo lástima de sí mismos y no aceptarían una buena respuesta si alguien se las diera. Una vez un psiquiatra concluyó, después de haber examinado a estudiantes que sufría de baja estimación propia: "Cuando se sienten mal respecto a sí mismos, muchos activamente eligen sufrir."

En mi propia labor de asesoramiento he descubierto que muchas mujeres no quieren ayuda aun cuando la piden. Algunas mujeres con baja autoestima meramente quieren que la asesora esté de acuerdo con que su situación no tiene esperanza y que pongan su sello de aprobación sobre la vida de mártir y miseria que llevan.

Judy vino a hablar conmigo en un retiro de mujeres. Era una rubia atractiva de 35 años, muy bien vestida pero envuelta por una continua nube negra. Cuando se dejó caer en la silla frente a mí, me hundí más en la mía. Judy obviamente estaba deprimida; sin embargo, mientras me contaba su historia, parecía que le encantaba revivir nuevamente su pasado. Mientras más lastimoso el mensaje, más brillante era su narración. Obviamente había contado su cuento muchas veces, y parecía enorgullecerse en historia de sufrimiento. Su primer esposo había sido muy apuesto, buen trabajador, leal y frugal, y tenía planes para el futuro. A Judy no le gustaba que Neal pasara tiempo en su trabajo y se disgustaba por lo que parecía ser indiferencia a las enfermedades físicas de ella. "Siempre fui enfermiza y mis padres en realidad me cuidaban. La mamá de Neal era sana como un buey y le dijo que mi enfermedad estaba solamente en la cabeza."

De niña, Judy había aprendido que los constantes catarros atraían atención constante, pero Neal le dejó sufrir sola, y esto no era divertido. Cuando él no hizo caso a sus quejas, ella se hundió en enfermedades más drásticas y cirugías de toda clase. A la larga Neal se cansó de su esposa "enfermiza" y se fue con una profesora de educación física, la cual podía correr todo el día sin tomar ni siquiera una aspirina.

Después del divorcio, Judy se animó lo suficiente para ganar a Frank, un amigo de Neal que iba a verla para consolarla. "Estaba sola y necesitaba un hombro para llorar," me explicó. "Frank siempre estuvo allí, y un día me pidió que me casara con él. *¿Por qué no?* pensé. *No tengo nada mejor que hacer.* Así buscamos a dos amigos y fuimos a ver a un juez de paz. Mientras repetía los votos, me dije: *¿Qué estás haciendo aquí casándote con un hombre que ni siquiera quieres?* En ese momento sabía que fue error."

Al contarme que este error duró sólo cuatro meses, parecía que Judy hallaba placer en sus miserias, pero lo mejor todavía estaba por venir. El recuento de su tercer matrimonio casi le hizo llegar a la euforia. Jonathan era embaucador muy encantador y seductor, que literalmente le hizo perder la cabeza y la llevó a su departamento. "Desde el momento en que lo vi por primera vez, me enamoré perdidamente de él." Judy no tuvo tiempo de enfermarse porque tuvo que mantener a Jonathan. Él era demasiado guapo para trabajar, así que ella se empleó en dos trabajos para mantenerlo con zapatos Gucci y un Porsche amarillo. Judy nunca le preguntó en dónde pasaba su tiempo y hasta aceptó a un niño de nueve años que Jonathan trajo consigo una noche. "Me dijo que el niño era suyo y de alguna amiga anterior, y que sabía que lo recibiría como si fuera mío." Judy se ingenió para trabajar y hacer de madre mientras Jonathan apostaba. Un día al regresar a casa ella encontró que el niño se había ido, y había una nota de la "amiga" de Jonathan que decía: "Me lo llevé, ¡vago!"

En este momento, confesó Judy, comenzó a tener dudas en cuanto a su matrimonio, pero no tuvo que dudar por mucho tiempo, porque a la siguiente semana encontró a Jonathan muerto en la tina del baño debido a una sobredosis de drogas.

Judy había establecido un patrón de enfermedad y sufrimiento, y mi tarea era mostrarle una dirección nueva y positiva. "¿Quiere ayuda, o está contenta en sus miserias?" le pregunté de zopetón. Ella no estaba segura.

Ahora pregunto: "Si le doy una solución ¿la va a poner en acción?" Cuando la respuesta es: "Pues bien, ¿cuál sería?"

sé que en realidad la persona no quiere ayuda. Mientras no quiera ayuda, no tiene caso trazar una solución.

¿Quiere usted en realidad ayuda, o prefiere sufrir?

3. Examine las causas.

Para encontrar nuestro resquicio de luz, debemos examinar positiva y sinceramente las razones de nuestra depresión. ¿Qué es lo que me deprime? ¿Es la sala siempre desarreglada? ¿Es el fregadero siempre lleno de platos sucios? ¿Es la ropa sucia siempre amontonada?

En un punto de mi vida me abrumaban los quehaceres domésticos. Entonces examiné el problema y decidí que no había utilizado apropiadamente los recursos de la familia. Por dentro yo quería hacerlo todo yo misma. De esta manera podía quejarme de que tenía demasiado trabajo ¡y que nadie me apreciaba! Estaba, de hecho, convirtiéndome en una madre mártir. Pero entonces cambié. Con la ayuda de mi esposo, hice un calendario de quehaceres básicos, dividí la casa en áreas, puse por escrito la tarea que había que hacer en cada sección e hice un cuadro de trabajo asignando a cada hijo sus tareas. Los entrené en sus responsabilidades, puse el cuadro de trabajo donde todos podían verlo y puse en manos de ellos la mayor parte de los quehaceres de la casa. En ese punto tenía a Marita y a Fred Jr. todavía en casa y a dos jóvenes como parte de nuestra familia. Mi lema era: "Cuando el trabajo quede terminado, ¡entonces todos podremos divertirnos!"

Los que tienen hijos pequeños a lo mejor piensan que su casa siempre está desarreglada. Tenía una amiga que creía que esto era verdad, así que se dio por vencida. Puso un corralito en la sala, le llenó con las lámparas, figuritas y otras cosas rompibles, y dejó que sus hijos corrieran por toda la casa. Era deprimente visitar esa casa, pero nunca olvidé su solución.

A los hijos hay que enseñarles a respetar la propiedad y recoger sus cosas, pero lo aprenderán sólo si trabajamos con ellos constantemente. Entrénelos y elógielos por su ayuda y por haber hecho un buen trabajo, y muy pronto le estarán ayudando.

Para ustedes, madres desalentadas, traten por lo menos de tener un cuarto en la casa al que los hijos no deben entrar. Puede ser la sala, o el estudio o el cuarto de huéspedes. Manténgalo ordenado y descanse en la seguridad que si alguna amiga le cae de visita de sorpresa, ya tiene un lugar limpio en donde pueden sentarse y tomar una taza de té.

Algunas veces la nube que cuelga encima de la cabeza tiene que ver con el trabajo. Una vez una mujer me llamó para decirme que me había oído hablar en un seminario y por primera vez se había dado cuenta de que su fatiga e indiferencia por la vida eran señales de depresión. Comenzó a preguntarse cuál era la causa de su descontento, y de repente se dio cuenta que no le gustaba enseñar en la primaria. Nunca había pensado en abandonar su profesión, pero cuando entendió que su constante melancolía se debía a que no le gustaba su trabajo, comenzó a pensar en alternativas. Revisó lo que le encantaba hacer, y se entusiasmó cuando pensó en su pasatiempo favorito: coleccionar antigüedades. Una tarde fue a ver a una amiga que tenía un negocio de antigüedades y que estaba buscando una compañera inteligente, la cual la empleó de inmediato. La mujer me llamó para decirme que había examinado la causa y luego había actuado al respecto. Ahora comienza cada día con entusiasmo; su depresión ha desaparecido. Concluyó diciendo: "Gracias por hacerme reconocer que tenía un problema y animarme a hacer algo al respecto."

Una señora me escribió para decirme que había tratado de rastrear la causa de su depresión y encontró que brotó de un conflicto con una amiga. Habían sucedido algunas cosas desagradables entre ellas, y luego se enteró de que la información que tenía estaba errada. Había evadido a su amiga, y pensó que el asunto ya era cosa olvidada. Cuando comenzó a rastrear la causa de sus sentimientos de melancolía, se dio cuenta que se sentía culpable por su comportamiento desagradable. Se obligó a ir a la casa de la amiga, admitir su culpa y pedir disculpas. "No fue fácil," me escribió, "pero después de que lloramos juntas, nuestra relación quedó restaurada y fuimos amigas de nuevo. Gracias por hacerme buscar la razón para mi depresión."

En una depresión leve estos pasos sencillos puede ser todo lo que se necesita.

¿Qué es lo que le deprime ahora?

4. Mire las alternativas.

Cuando enfrentamos a la depresión abiertamente, por lo general la situación mejorará. Después de que se la saque a la superficie, busque ayuda de una amiga o un consejero. En este punto es útil ver de manera realista las alternativas. ¿Qué posibles respuestas están disponibles?

Una noche Dana derramó sus problemas en una sesión de grupo en una conferencia de mujeres. La había visto todos los años en esta reunión como líder, pero esa noche fue la paciente. Su esposo de 22 años la había abandonado por una mujer más joven. Ella le rogó que le dé otra oportunidad, le escribió cartas de amor y le suplicó que le sacara a comer todas las noches. Pero sus súplicas no trajeron ningún resultado positivo. Él le dijo que mientras más lloraba ella, menos quería volver a verla. Ella se sentía humillada ante sus amigas y quería morirse.

Mientras contaba su historia, otras cuatro del grupo admitieron que ellas estaban en una situación similar, y comenzaron a ver a las alternativas humanas.

A. Quedarse sintiendo lástima de sí misma y deprimida. (Allí es donde todas estabas revoloteando. Ni siquiera se dieron cuenta de que había otra alternativa.)

B. Huir de casa. (Todas sonrieron ante esta alternativa, porque escaparse era la única posibilidad agradable para rescatarlas de la vergüenza y la soledad.)

C. Aceptar el hecho de que él se había ido y continuar con una nueva vida.

El punto número tres fue una alternativa no popular pero realista. Aceptar el hecho de que él se había ido. Las cinco muchachas abatidas convinieron en que habían hecho esfuerzos titánicos para evitar aceptar una situación inaceptable. Todas se habían dado a los varios juegos consigo mismas; habían pretendido que estaban viviendo una pesadilla; y se habían concentrado intensamente en traerlo de regreso a casa sólo a fuerza de desearlo, pero nada había resultado y estaban deprimidas.

"Aceptar que él se ha ido no descarta la posibilidad de que él regrese algún día," les dije. "De hecho, a lo mejor apresura su regreso."

Un esposo errante me dijo una vez: "Cuando ella dejó de gimotear y suplicar, y se arregló para seguir con su vida, pude ver que había esperanza y regresé."

Dana escogió la tercera alternativa. Aceptó la ausencia de su esposo y analizó el potencial que tenía ella. Admitió que estaba gorda, siguió una dieta eficaz, se hizo arreglar el pelo y cambió su antiguo método de maquillaje por un aspecto fresco y natural. Se compró unas pocas prendas de ropa bien seleccionadas, y comenzó a buscar trabajo. Para su sorpresa, la contrataron como locutora del pronóstico del tiempo en una estación de televisión y su vida comenzó a verse promisoria de nuevo.

Una amiga mía, hermosa y elegante, quedó estupefacta cuando oyó a su esposo creyente, en una conversación de teléfono, declararle su amor a otra mujer. Lo enfrentó y él admitió que estaba en una aventura amorosa. Dijo que las quería a las dos, y ella, intentando recuperarlo, accedió a este arreglo de tres, saliendo a comer juntos e incluso cocinando para la otra mujer. Quería asegurarse de haber hecho todo lo que Dios esperaría de ella y aún más. A pesar de su paciente aceptación del comportamiento extraño de su esposo, llegó el día cuando el hombre le dijo que se fuera. Después de un año de oración ferviente, horas de estudio bíblico diario y pureza personal incomparable, ella no había podido cambiar la manera de pensar de él. Lloró por lo que pudo haber sido, y le pidió a Dios que le enseñara lo que podía hacer. No hubo respuestas, sino solamente el agotamiento de sus fuerzas y energías.

Una noche sugerí que celebráramos un funeral por el hombre y que lo enterráramos de una vez y para siempre. Esto no sería, en ningún caso, el primer paso para solucionar problemas de matrimonio, pero al final de una larga línea de desaires, insultos, degradación y papeles de divorcio, parecía la única manera de resguardar la cordura de ella. Nos arrodillamos junto a la mesa del centro de la sala y le pedimos a Dios que eliminara la culpa no resuelta que ella estaba llevando y los diarios recordatorios hostigantes de un matrimonio que alguna vez existió, y que enterrara lo mismo.

Más adelante ella me contó que ese funeral fue un momento decisivo para ella. Dejó de suplicar que el pasado regresara, enfrentó la realidad de la selección impactante que su esposo había hecho y comenzó a fijar nuevas metas para su vida no deseada de soltera nuevamente. En la comunidad cristiana quisiéramos no tener que admitir que tenemos problemas como el adulterio o el divorcio, pero debemos enfrentar la realidad. Debemos darnos cuenta de que probablemente esta persona no quería que eso sucediera, y que está deprimida a cierto grado, por lo menos por un tiempo. Se siente condenada al ostracismo y necesita nuestro ánimo y nuestras oraciones de apoyo.

Los desórdenes en la alimentación y la depresión van mano a mano. De niños nos daban helados y caramelos como premios, y entonces cuando estamos deprimidos nos premiamos con bocadillos. En muchas iglesias la vida social gira alrededor de la comida. Un pastor en una iglesia con muchas mujeres con sobrepeso me explicó: "Comer es el único placer que se nos permite y que no se lo ha rotulado como pecado." Yo paso la mayoría de mi tiempo en almuerzos, desayunos y banquetes. Antes de llegar a los 50 pensaba que todas las mujeres con problemas de sobrepeso no tenían autodisciplina, pero ahora tengo que examinar mis propias decisiones más de cerca. Cualquiera que sea la razón para el sobrepeso, la mujer deprimida y gorda tiene que mirar sus alternativas.

1. Quedarse gorda y deprimida por el vestido de talla 44.
2. Hablar de dietas y leer libros acerca de cómo bajar de peso.
3. Aceptarse a sí misma tal como es y dejar de concentrarse en su talla.
4. Admitir que tiene un problema y seguir algún programa realista para perder el peso en forma sana, mejorar su nutrición y hacer ejercicio.

Para los que no tienen sobrepeso, la selección parece sencilla, pero para los que han estado luchando con este problema ya por años, un cambio parece ser espantoso o incluso imposible.

En un seminario, la autora Emilie Barnes estaba hablando sobre la dieta. Contó de una "amiga gorda" que tenía, que horneaba un pastel para su familia y ella no comía nada. Pero al día siguiente, después de que todos se habían ido, ella se comía todo lo que había sobrado del pastel. Para cubrir su glotonería, horneaba otro pastel idéntico, se comía la mitad, y servía el resto como postre en una segunda noche. Siendo que ella misma no comía nada, pensaba que nadie se daba cuenta de lo que estaba haciendo. Para cuando ella estuvo dispuesta a enfrentar sus alternativas, estaba tan gorda que su familia le llevó a un hospital para desórdenes alimenticios por un mes para desprogramación y nuevo entrenamiento.

Muchos meses después de relatar esa historia, Emilie recibió una carta de Lauri, una de las participantes. Lauri escribió que se había ofendido porque Emilie usó la frase "amiga gorda." Laurie sabía que tenía sobrepeso pero nunca pensó de sí misma como "gorda." Pero sentaba y comiendo papitas fritas, y pensando en la historia que Emilie había contado, se le ocurrió que a lo mejor ella estaba gorda. Mientras más lo pensaba, más se convencía de que en realidad sí estaba gorda. Lauri sacó el material de Emilie acerca de la dieta y la estudió. Para cuando Lauri escribió la carta, había perdido 30 libras y agradeció a Emilie por haber usado la palabra *gorda*. "*Sobrepeso* nunca me molestó," dijo ella, "pero en realidad no quería ser *gorda*."

Muchas mujeres con sobrepeso tratan de considerarse como agradablemente llenitas y racionalizan que todas las personas llenitas son alegres. Pero no lo son. Por lo general están deprimidas, y aunque tratan de reírse mucho en público, por lo general lloran en casa cuando no logran correr el cierre del vestido.

La *alternativa número uno*, quedarse gorda, es la más fácil. No requiere ningún esfuerzo, y "de todas manera, las dietas no sirven," nos decimos.

Alternativa #2 es una ingeniosa cobertura. La persona con sobrepeso habla de dietas y come sólo ensaladas cuando sale con sus amigas. Explica que su problema es glandular, "pero pueden ver que estoy haciendo el esfuerzo." Lee cada libro nuevo que aparece sobre cómo bajar de peso y de buena gana repite la diferencia entre el programa Atkins y la dieta de la Playa del Sur.

Hace muchos años me alojé en la casa de una mujer llenita que tenía una cara muy bonita pero con demasiado por debajo. Casi ni probó bocado la primera noche, y recitó una lista larga de dietas inútiles que había intentado seguir. Dispersas por toda la mesa de café había una variedad de libros de dietas, que ella tomaba y leía cuando se sentaba. Su vida estaba dedicada al estudio de la reducción de peso, y sin embargo no había perdido ni medio gramo. Cada vez que ella mencionaba una dieta, sus hijos suspiraban, sacudían la cabeza y miraban para otro lado. Una hija me dijo: "No nos importaría que esté gorda, si tan sólo dejara de hablar de eso."

Me acorraló para que le diera algún consejo, y después de unas cuantas preguntas descubrí su problema subyacente. Su esposo era un vendedor viajero y ella estaba enojada porque él siempre "se divertía" mientras que ella se quedaba en casa. Comía para castigarlo. Cuando le señalé esto, vehementemente rechazó mi análisis; pero después de un examen franco de conciencia admitió: "Supongo que he estado tratando de vengarme de él y la lectura es simplemente una cobertura."

Se unió al programa Weight Watchers, estudió el material y lo puso en práctica.

La alternativa #3 es aceptar la talla que tiene y dejar de preocuparse o hablar al respecto. Manténgase pulcra y atractiva y póngase ropa que le quede, y que no deje aperturas entre los botones. Una amiga gorda siempre se ve sensacional y modela profesionalmente. El público siempre la aplaude porque ella es realista y pueden relacionarse con ella en sus vestidos de tallas grandes. Además, las modelos anoréxicas nos hacen sentir culpables a todas.

La alternativa #4 es enfrentar el problema y seguir adelante. Mi amiga Stormie Omartian es autora de éxitos de librería que se especializa en comidas saludables y ejercicio. Ella bosqueja los pasos que necesitamos dar para estar saludables y en forma, y ella misma es un hermoso ejemplo. En cualquier librería o tienda hay varios volúmenes acerca de qué y cómo comer, algunos de ellos escritos por estrellas de películas y el Dr. Phil. Uno puede comer toda carne y ningún vegetal con almidón, o sólo vegetales y nada de carne. No hay dieta que no se haya tratado o escrito. Hay muchos planes de salud disponibles para nosotros, pero sólo funcionan en proporción a nuestra dedicación y consistencia. Leer los libros no nos hace perder peso.

Pensar en esto. Betty Wright de Riverside me envió estas ideas personales después de haberme oído hablar acerca de la depresión: "Algunos nunca hemos aprendido a pensar. Actuamos siguiendo la pura emoción y deseos egoístas. Mi sugerencia es que la persona resuma su problema en una corta frase. Después anote todas las soluciones posibles y tome una decisión. La indecisión solamente aumenta la ansiedad y el nerviosismo."

Podemos ahorrarnos mucha ansiedad y frustración al definir nuestros problemas. Por ejemplo, compré un sofá cama, pero cuando me lo entregaron, no parecía ser el artículo que había escogido. Puedo escoger refunfuñar, quejarme, hablar mal de la tienda y deprimirme, o simplemente puedo poner por escrito las soluciones y escoger una. Mis alternativas eran: (1) devolverla y escoger otra, (2) pedir que me devuelvan mi dinero o (3) no quejarme y quedarme con el sofá cama porque lo necesito, y no tengo tiempo para buscar otro. Escogí la tercera alternativa a pesar de que no era el que escogí, y en realidad lo he disfrutado.

Tenemos que decidir si queremos escoger la alternativa más sensata en nuestra situación o ponernos sentimentales, refunfuñar o adoptar la actitud de que todo el mundo está en contra nuestra.

Si usted está deprimido y siente que necesita una nueva dirección, haga una lista de sus alternativas. Esté dispuesto a pensar valiente y creativamente. No acepte que las cosas queden cómo son. Esté dispuesto a una nueva vitalidad que iluminará su vida.

Pregúntese: "¿Cuáles son mis alternativas?" Anótelas.

(1)

(2)

(3)

Tache cualquiera que no parece ser una selección sensata. Concéntrese en una respuesta con esperanzas para sus problemas.

5. Compruebe su salud.

A veces algún desperfecto del cuerpo causa la depresión. Hace muchos años que me hundí en un período de un agotamiento inexplicable y casi ni me podía mover. Cuando tenía que hablar en público, me hablé a mí misma firmemente y me obligaba a ir, pero cuando terminaba me desplomaba y dormía por horas. Varios médicos me dieron alternativas: O bien todo estaba en la cabeza, era el síndrome de ama de casa aburrida o era un intento de llamar la atención. Sabía que estos diagnósticos no eran verdad, así que persistí hasta que hallé a un médico que me hizo examen de cinco horas sobre la tolerancia a la glucosa. Los resultados mostraron que sufría de severa hipoglucemia. Mis glándulas suprarrenales funcionaban solamente en punto máximo o cero, y el azúcar en mi sangre estaba extremadamente baja. Con una dieta de alta proteína, frutas y legumbres crudos, vitaminas y minerales, y *absolutamente nada de azúcar,* volví a la normalidad. Cada vez que les cuento esta experiencia a las mujeres, hallo por lo menos a una en una situación parecida.

No todos los médicos pueden darse cuenta de la hipoglucemia y algunos les dirán: "No hay tal cosa."

Anteriormente mencioné a Jane. Un día vino a verme en un retiro: sobrepeso, desarreglada, vestidos estropeados y agotada. Me dijo que no podía mantenerse al día con sus tareas domésticas básicas y solamente quería estar en cama todo el día. Su esposo la había enviado al retiro con la esperanza de que el cambio le hiciera bien. Le sugerí que buscara a un médico que pudiera reconocer hipoglucemia y se hiciera un examen. Más tarde me escribió: "Mis análisis médicos demostraron que tengo el azúcar de la sangre extremadamente baja. Ya me siento mejor con mi nueva dieta."

Otros problemas físicos también pueden llevar a la depresión: un mal funcionamiento de las glándulas endócrinas, hipotiroidismo y desequilibrio hormonal durante la menopausia. Si no puede hallar una razón obvia para su depresión, hágase un examen de salud.

No se desanime si el primer médico no halla su problema. Doris Ryen, una asesora de la Universidad Estatal Moorhead de Minnesota, entrevistó a 96 personas que padecían de hipoglucemia y encontró que "el 45 por ciento habían visto a tres o más médicos antes de que diagnosticaran su enfermedad. El 50 por ciento habían consultado de seis a quince médicos antes que diagnosticaran su hipoglucemia, y diecisiete personas mencionaron que ellas mismas solicitaron al médico que les hiciera un examen para la tolerancia a la glucosa. Es más, casi la mitad sintió que tenía hipoglucemia ya por cinco años antes de que se la diagnosticara."

Con el interés popular en alimentos sanos, vitaminas y ejercicio, los estadounidenses están conscientes de lo importante que es cuidar del cuerpo. Más y más personas se dan cuenta de los efectos dañinos del azúcar, e incluso los adolescentes están dispuestos a admitir que una dieta continua de sodas carbonatadas y papitas fritas no es bueno para ellos. En una revista médica leí:

Si usted toma café y se siente inusitadamente deprimido, debería tratar de no tomarlo por un tiempo para ver si se siente mejor. Eso lo sugiere un experimento que incluyó a 83 pacientes en un hospital de psiquiatría de veteranos.

Los investigadores han hallado que mientras más alto sea el consumo de cafeína de toda fuente (café, té, cola, bebidas y medicinas que contienen cafeína), más probable es que los pacientes sufran de aumento de depresión y ansiedad.

De acuerdo a la American Health Education Foundation [Fundación Estadounidense de Educación para la Salud], la falta de las vitaminas B puede causar un estado de depresión mental. Afirman que los médicos orientados a la nutrición están obteniendo resultados dramáticos con un "régimen anti-depresivo con mega vitaminas" que incluye grandes cantidades de vitamina B-1, niacinoamida, niacina, ácido pantoténico, vitamina C, magnesio y minerales.

La revista *Glamour* en una ocasión publicó una página llamada "Alimentos que le ayudan a tratar con su talante." Debajo de "Alimentos y depresión" nos instruyó a dejar a un lado la comida salada, el azúcar, los alimentos con grasa y las comidas pesadas. "Los dulces le levantan el ánimo por un momento, pero en poco tiempo usted de nuevo está bajando en espiral. Y para algunos, una sobredosis de azúcar induce una reacción hipoglucémica y una depresión más profunda." Sugirió un vaso de leche tibia para calmar los nervios y nos dijo que nos aseguráramos de tomar nuestras vitaminas B. "Es la vitamina de los nervios; no es que un alimento va a curar la depresión, pero una dieta equilibrada rica en alimentos con vitamina B puede, en muchos casos, sacarlo adelante en un período duro sin necesidad de tranquilizantes."

Correr es uno de los tratamientos sin medicamentos para la depresión. Al comparar a pacientes tratados con la "terapia de correr" a diferencia de la psicoterapia, los médicos hallaron que los que corrían se mejoraron más rápido. El Dr. John Greist no sabe exactamente por qué el correr tiene un efecto antidepresivo pero dio algunas posibilidades. "Primero, provee una experiencia de destreza. ... Se demostraron a sí mismos una capacidad para cambiar: perdieron peso, redujeron su necesidad de fumar, tonificaron los músculos, cambiaron la imagen del cuerpo y se sintieron mejores respecto a sí mismos. ... Algunos substituyeron conscientemente este hábito positivo, el correr, por hábitos negativos o adicciones. Comenzaron a sentirse menos enojados y con menos ansiedad."

¿Es posible que su depresión se deba a algún problema físico? ¿Ingiere usted demasiado azúcar? ¿Les echa más sal a sus grasientas papas fritas? ¿Se ha hecho un examen físico completo últimamente? ¿Está tomando mucho café? ¿Está tomando sus vitaminas? ¿Hace ejercicio a diario? ¡A lo mejor podemos *correr para alejarnos* de nuestra nubecita negra!

¿Se ha hecho un examen de salud y condición física?

6. Analice su autocompasión.

¿Siente lástima de sí misma? ¿Desea haberse casado con el otro hombre que se lo pidió? ¿Acaso todavía está deprimida porque ningún hombre se lo pidió? ¿Acaso sus hijos no han alcanzado las normas que usted fijó para ellos? ¿Acaso se les olvidó enviarle una tarjeta en el Día de las Madres? ¿La dejaron a un lado en una promoción? ¿Acaso sus vecinos ni siquiera saben que está viva? Los problemas de la vida pueden abrumarnos por completo si dejamos que la lástima por sí misma nos domine.

Apenas me mudé a California, estaba sola y sentía lástima de mí misma. Había dejado una casa moderna de doce cuartos para mudarme a una casa gastada de una planta con sólo cinco cuartos. Había dejado una ciudad donde todos me conocían por una ciudad en donde a nadie le importaba. Fred y yo habíamos dejado un negocio muy lucrativo para trabajar a tiempo completo sin paga para una organización cristiana. ¿Acaso no tenía justificación para sentir lástima por mí misma? Yo estaba segura de que la tenía. Desde entonces he aprendido que la *depresión justificada* es la peor para vencer. Cuando podemos demostrar que "cualquiera se deprimiría en mis circunstancias," hay poco ímpetu para mejorar. Añoraba tanto mi hogar anterior, que escribí cartas diciendo cuánto extrañaba a todos, llamaba a esa ciudad cuántas veces me atrevía y ahorraba dinero para volar de regreso. Entonces un día leí Filipenses 4:11: "he aprendido a contentarme, cualquiera que sea mi situación." ¿Quería eso decir que debía estar contenta en el estado de California? Concluí que debía estarlo. El versículo me convenció a dejar de sentir lástima de mí misma y hacer lo mejor que pudiera en este nuevo estado. Comencé a remodelar la casa vieja, me uní a algunos clubes, conocí a nuevas amigas y deseché mi autocompasión. ¿Usted está sintiendo lástima de sí mismo?

Debbie estaba deprimida. Su esposo había hecho que se mudaran otra vez. Mientras le hablaba aprendí que su esposo era un ejecutivo muy agresivo en una compañía muy grande y que ellos, no él, decidían cuando él tenía que mudarse. Él siempre se emocionaba por sus promociones, pero ella quería echar raíces en algún lado. "No pido mucho," gimió. "Estaba contenta con el lugarcito que teníamos cinco casas atrás."

Cuando le pregunté si ella en realidad había sido feliz cinco casas atrás, me dijo que no estaba segura, pero sabía que ahora se sentía desdichada. Vivía en una casa grande con un gran auto y un barco bien grande, pero parecía ser feliz sólo en el pasado. Le dije que conocía por lo menos a cinco mujeres de su ciudad que se sobrepondrían de inmediato a su depresión si tan sólo se pudieran sentar en su casa, manejar su carro y navegar en su barco.

La madurez viene cuando estamos dispuestos a aceptar nuestra situación presente en la vida y ajustarnos a nuestra situación con gratitud. ¡De todas maneras debemos alabar a Dios!

¿Se está ahogando en autocompasión? Haga una lista de todas las cosas que nunca deberían haberle pasado a usted; entonces acéptelas y ¡adelante!

7. Evite los problemas y diríjase al éxito.
Si usted es una persona que se deja influir fácilmente por lo que la rodea, es especialmente importante que no vaya a lugares deprimentes ni se reúna con gente lúgubre cuando usted misma no está de talante positivo. Esta declaración parece demasiado obvia como para mencionarla; sin embargo, frecuentemente hablo con mujeres deprimidas que han estado al borde del suicidio como resultado de haber visto alguna película morbosa o alguna amiga de luto. Aunque no podemos pasar toda la vida evitando problemas, sí podemos mantenernos alejadas de circunstancias abrumadoras cuando ya estamos tristes.

Si usted se deprime fácilmente, no visite a la hora del almuerzo a la amiga que recita sus enfermedades o dificultades en el matrimonio mientras almuerza. Dos almas tristes hacen un grupo lastimero. No escoja sus peores momentos para conversar con su esposo las facturas atrasadas. No visite a la profesora de su hijo en un día cuando no puede aguantar una palabra negativa.

Una vez fui a una reunión de padres y maestros cuando no estaba de buen humor, únicamente para que una profesora de matemáticas me devastara. "Soy la madre de Marita Littauer," dije muy contenta. Su respuesta, de una sola palabra: "Ah," fue dicha con tal tono de premonición que sabía que me venían problemas encima.

"¿Cómo le va a mi hija?" me atreví a preguntar.

"Muy bien, cuando viene."

Cuando me enteré que mi adorable hija estaba faltando a la clase de matemáticas porque interfería "con su almuerzo," mi alegría se convirtió en un sentimiento de humillación y desesperación. De esa experiencia aprendí a evaluar las posibilidades y enfrentar las peores cuando me sentía de lo mejor. Cuando pensamos en forma preventiva podemos ahorrarnos aflicción innecesaria.

Algunas mujeres deprimidas son como aspiradoras: absorben malas noticias todo el día y luego lo vacían todo en la alfombra de la familia mientras cenan. Un hombre me dijo: "No sé cómo encuentra ella todas esas historias de tanta mala suerte, pero lo que menos necesito oír son esos cuentos deprimentes de todos los inadaptados que ella encuentra."

Cuando usted esté de mal talante, no pase el día repasando sus cargas. ¡Visite a una amiga alegre! Salga a almorzar en un restaurante especial o vaya de compras a una tienda diferente. Mire las últimas modas. Si está tratando de evadir problemas, no se dedique a ver el sexo, sufrimiento y pecado de las telenovelas de la tarde. Aleje de su mente las cosas negativas y acentúe las positivas.

Un sábado hablé a 250 adolescentes, miembros de una liga de alta sociedad. Cuando les pedí ejemplos de cómo habían ayudado a sus madres, una joven inteligente exclamó: "Yo trato de animar a mi madre cuando los personajes de telenovelas tienen un mal día. Cuando el héroe del programa se suicidó, ella lloró por horas."

Di por sentado que se trataba de una situación aislada, pero noté que un talante sombrío se propagó por todo el grupo. "¿Cuántas de ustedes tienen madres que se dedican tanto a las telenovelas que eso afecta su personalidad?" pregunté. Más de la mitad de las muchachas levantaron la mano.

Veinte millones de estadounidenses ven las telenovelas, y en cualquier tarde dada se puede recibir en su propia casa:

... a una adolescente afligida que no sabe cómo quedó encinta sin que fuera su culpa.

... a unos jóvenes que conviven maritalmente.

... a un alcohólico absurdo que en un tiempo fue presidente de un banco y que ahora colecciona conchas.

... a una mujer amnésica que da lástima y que se ha olvidado de su tercer esposo, quien está internado en un hospital mental después de intentar suicidarse.

¿Es posibile que tener compañerismo con estas personas y no deprimirse?

¿Está usted buscándose problemas?

capítulo 6

Empiece a buscar los resquicios de luz

S i ha considerado las sugerencias anteriores, ya ha dado pasos positivos en la dirección correcta. Ahora, ¿a dónde va de aquí?

1. Actúe.

Shakespeare nos dice que debemos armarnos en contra del mar de problemas y, al oponernos, terminarlos. ¿Está listo para armarse?

El Dr. Maxwell Maltz en su libro *Psycho-cyberetics* ("Psico-cibernética") dice: "Nadie puede negar que hay también un sentido retorcido de satisfacción al sentir lástima por sí mismo." En realidad, algunos en efecto nos sentimos tan cómodos en nuestra depresión que no queremos salir de ella. El sentimiento es como ponerse una descolorida bata azul por años y años. Una vez yo guardaba una que hasta le faltaban algunos botones. Era horrorosa, pero me hacía sentir tan cómoda. Se había convertido en parte de mi persona. La depresión, también, puede llegar a convertirse en parte de nosotros, y nos puede envolver como una vieja bata de baño. Puede convertirse un estilo de vida.

Espero que a estas alturas usted quiere actuar y hallar el resquicio de luz de su nube oscura. ¿Cuáles son algunos pasos humanos que puede dar para llevar sus pensamientos a un nivel positivo?

Ya que la depresión es una convicción de la incapacidad de ayudarse a sí mismo, un paso humano para aliviar este problema es hallar algún aspecto en el que usted es hábil. Piense por un momento en algo para lo que tiene destreza y conocimiento por encima del promedio. ¿Tiene un talento musical? Busque un grupo local al que pueda unirse, aunque eso signifique dejar otro compromiso que usted siente que "tiene" que hacer.

¿Tiene capacidad de líder que hace que su familia la llame "mandona"? Busque un canal natural para usar de la mejor manera estas cualidades. Muchos grupos cojean porque no tienen liderazgo creativo. Una vez me eligieron presidenta de la Asociación de Oratoria y Drama de Connecticut en mi primera visita, y antes de que pidiera ser miembro.

¿Hay extraños que se le acercan y de inmediato descargan sus problemas en usted? Algunas mujeres tienen el don de asesoría y ni siquiera se dan cuenta de la necesidad que hay en las agencias sociales, las líneas candentes de teléfono e iglesias por palabras de ánimo de una persona que sabe oír. Muchas veces doy consejo en las filas del supermercado y a menudo asesoro a extrañas en los servicios higiénicos de mujeres.

La necesidad primordial que tenemos todos nosotros en un tiempo de depresión es un sentimiento de valor propio.

¿Qué puede hacer usted para levantar su propio valor a sus ojos? ¿Qué se le ocurre en este momento? ¿Cómo puede poner en práctica esa idea? Ponga una meta que use sus talentos y deseos, luego anote los pasos que puede dar para alcanzar esa meta. No se desanime si el sendero parece demasiado difícil. Acepte eso como parte del desafío. Recuerde: No meta = no logro = depresión. Joan Kennedy, la primera esposa de Ted, se convirtió en alcohólica. En una entrevista para la revista *McCall's,* dijo: "En tiempos de crisis y expectativa, podía ponerme a la altura de la ocasión y no bebía. Pero luego el espectáculo se acababa y una queda sin metas a las que regresar, y se siente desesperadamente desinflada y sin que nadie le necesita."

Participe en proyectos adecuados a su capacidad, y no haga caso de los que le dicen: "Es imposible." Alcanzar la meta no es tan importante, en este punto, como tener una.

Sue vino a uno de nuestros seminarios. Estaba buscando algo que iluminara su vida. Antes de su matrimonio había sido una maestra de economía doméstica, pero al evaluar sus capacidades se desalentó porque le parecieron demasiado comunes. Sentía que lo único que podía hacer con excelencia era cocinar y hacer pan. Mientras oía nuestra sección sobre dieta y nutrición, se dio cuenta que no estaba dando de comer a su familia apropiadamente. Se fijó como meta estudiar todo lo que pudiera sobre la buena nutrición, compró un molinillo de trigo y una mezcladora, e instaló un destilador de agua. Sus vecinas se interesaron y pronto ella estaba demostrando su equipo. Llegó a ser una de las distribuidoras del molinillo, mezcladora y destiladora, comenzó hablar a grupos de mujeres, y ahora enseña por televisión cómo cocinar. Ella y su esposo, Rich, comenzaron sus propias conferencias de nutrición, seguidas de consulta personal y planeamiento de menús. Todo esto porque Sue estuvo dispuesta a ampliar su visión.

¿Cuáles son sus intereses, capacidades o deseos? Búsquelos. Fije metas razonables. Estudie, lea, practique; haga lo que sea para darse a sí misma un sentido de logro. Recuerde: la indecisión es una hermana íntima de la depresión. ¡Comience a moverse ahora mismo! Oblíguese a sí misma ahora a examinar sus probabilidades y haga un plan.

No tema al fracaso. Yo he fracasado en el tenis, la arquería, la pintura y el piano, pero he logrado avances modestos en cocinar, escribir, oratoria y bordado a mano. Si no participa en ninguna carrera, nunca va a ser una ganadora.

¿Está lista para empezar a moverse? Escriba por lo menos una nueva meta que le gustaría lograr.

2. Organícese.

Tal vez usted está diciendo: "Si ella tan sólo supiera cuánto tengo que hacer, no me sugeriría que trate algo nuevo." Obviamente la vieja rutina no la ha emocionado, así que ¿por qué no tratar algo nuevo? A lo mejor se siente abrumada por los quehaceres domésticos. ¿Está obligada a sentirse así? Recuerde el refrán que dice que el trabajo se extiende para llenar el tiempo disponible. Si tiene todo el día para hacer sus quehaceres, exigirán más tiempo. Si usted tiene que salir de la casa a las 9:00, lo logrará.

Mi hijo, Fred, una vez fue a pasar vacaciones con una familia que tenía una "dama de guante blanco" que venía todos los días y hacía los quehaceres domésticos. Estaba fascinado y quería traerla a casa. Desdichadamente, yo soy mi propia dama de guante blanco, y el joven Fred y Marita son los ayudantes de guantes grises. A lo mejor usted tiene algunos pequeños guantes en casa que tiene que poner a trabajar.

Hallo que la mayoría de mujeres deprimidas hacen del martirio una virtud. Prefieren morir sacando polvo que enseñar a un hijo cómo levantar un dedo. Aprendí hace muchos años a preparar una lista de quehaceres el jueves por la noche, de modo que los hijos puedan planear su fin de semana alrededor de la lista. Cuando Marita se quejó de que tenía que trabajar muy duro, ¡le sugerí que contratara a la dama de guante blanco! Para gastar el menor tiempo posible en quehaceres domésticos, tiene que organizarse. Necesita hacer su lista de lo que tiene que hacerse, asignar los quehaceres a todo individuo disponible, y luego vigilar que los quehaceres se hagan.

Fred comenzó a hacer quehaceres domésticos tan pronto como se podía parar. Le enseñé cómo llevar las canastas de ropa sucia a la lavandería. Después aprendió a vaciarlas. Esto era tan divertido que algunas veces las llenaba otra vez solamente para vaciarlas de nuevo. Cuando ya había aprendido esas tareas, le enseñé cómo separar la ropa. Después aprendió cómo encender y apagar la lavadora de ropa y la secadora, y luego cómo doblar la ropa. Llegó a ser tan bueno en los quehaceres que cuando me iba de viaje, él se encargaba de tener la casa en orden y de lavar la ropa. No espere hasta que su hijo o hija tenga 14 años para entrenarlo a trabajar. Hágalo temprano un hábito y parte obligatoria de la vida.

Yo utilizo todos los pares de manos. Cuando Fred estaba en quinto grado, un amiguito vino a pasar la noche con él. Era una semana de receso de la escuela y estuvo tan a gusto que se quedó toda la semana. Al tercer día puse su nombre en la lista de quehaceres y le asigné tareas. Le oí decirle a Fred: "Tu mamá debe quererme mucho. Puso mi nombre en la lista de quehaceres de la familia." Cuando se les enseña a los niños qué hacer y se les elogia por sus logros, de buen grado quieren ayudar.

Aparte de utilizar todo el poder de los guantes disponibles, ¿qué más puede hacer para organizarse? A lo mejor esté deprimida porque los quehaceres domésticos nunca se acaban. Nada jamás es perfecto. Estuve casada por casi 50 años y nunca tuve todo perfecto, pero lo mejor que podía hacer era suficiente.

Digamos que su casa es un desastre en estos momentos y usted sabe que no hay manera de remediarlo. ¡Qué base tan estupenda para la depresión eterna! ¿Por qué no fijar una meta razonable? Limpie un cuarto al día hasta terminarlos todos. Ponga este horario por escrito, y entonces comience. El sólo ver por escrito en blanco y negro que del martes a la próxima semana tendrá limpia toda la casa va a levantarle el ánimo.

Comience con la cocina. Saque todo de los anaqueles, uno a la vez. Ponga todos los vasos y frascos viejos de conserva en una caja para donarlos a la venta de la iglesia y compre un juego completo en el almacén. Ponga tapas en todos los envases de la refrigeradora, y deseche todos los que no lo tienen tapa que haga juego. Esta acción por sí sola le va a dar un anaquel vacío. Guarde todos los platos y cubiertos de plástico en una caja y rotúlela: "Utensilios para paseo campestre," en caso de que alguna vez lo tenga, y póngala en el garaje. Tire los individuales gastados y haga de los manteles descoloridos trapos para desempolvar. Revise los alimentos enlatados y regale las seis latas de alcachofas que compró porque estaban de ganga, y que su familia no las come. Regale a su vecina el enorme paquete de comida para perros que compró la semana anterior a la muerte de Fido. ¿Capta la idea? Para cuando termine con la cocina va a estar delirantemente feliz, y lista para seguir con el clóset del dormitorio por la mañana. ¡Qué manera más productiva de vencer la depresión!

Marita compró una maquinita rotuladora y tiene rótulos hasta en los interruptores. Después de que usted haya organizado cada cuarto y puesto rótulos claros en sus gabinetes, explique a su familia que necesita su cooperación para mantener la casa en orden. Dígales que esto no es simplemente una fase pasajera, y luego asegúrese de que no lo sea. Para más ayuda en la organización del hogar y pasos prácticos que puede dar para poder salir de las montañas de trabajo, lea los libros de mi amiga Emilie Barnes, comenzando con *More House in My Day* ("Más casa en mi día").

Haga que cada miembro de la familia tienda su cama antes del desayuno, y nombre a un miembro para que vigile que se lo haga. Sirva sólo un desayuno a la vez (en vez de hacerla de cocinera a la carta) e insista que todos estén presentes a la vez.

Jessica, una mujer deprimida, me dijo que comenzaba a preparar el desayuno a las 6:30 cada mañana y todavía estaba cocinando "a la carta" a las 8:30. Ella misma todavía no había probado bocado. Me deprimí sólo al pensar en las dos horas de estar parada frente a una estufa caliente cada mañana. Después de nuestra plática, ella hizo que su familia se levantara a la misma hora, sirvió un desayuno bien balanceado, se sentó con ellos a desayunarse, lavó los platos y terminó con todo el trabajo en menos de una hora. La familia disfrutó al desayunarse juntos, Jessica ya no miraba con pánico el levantarse cada mañana y los hijos tenían una hora extra para cumplir sus quehaceres.

Asigne a cada hijo o hija la responsabilidad de mantener su cuarto limpio, y defina lo que significa limpio. No los hostigue con perfeccionismo, porque si lo hace se deprimirán y se fugarán para irse a vivir con la mujer deschavetada de la calle más abajo.

Determine cuándo deben llevar su ropa sucia a la lavandería. Si su esposo ve televisión todas las noches, a lo mejor usted puede poner la ropa a lavar mientras tanto. Usted puede sentarse diligentemente a su lado y entonces correr y oprimir unos cuantos botones durante los comerciales. Hay pocos programas de televisión que quedarán diluidos debido a doblar la ropa.

Para las que nunca han tratado este camino organizado al éxtasis, a lo mejor deberían dejar a un lado el libro y comenzar a limpiar. A lo mejor se alegra tanto ¡que no tendrá necesidad de terminar de leer!

¿Esta dispuesta a organizarse? Haga una lista de los aspectos de su vida que se necesitan arreglar y organícese.

3. Ponga en orden sus prioridades.

Ahora que su casa está en orden, asegúrese de que sus prioridades estén en orden. Mientras que algunas mujeres pasan mucho tiempo en casa solas, algunas le huyen a la casa lo más que pueden. ¿Sus razones? Quehaceres domésticos aburridos, esposos exigentes e hijos intolerables. Los resultados deprimentes de esta huida es que la casa se poner peor, el esposo se queja más fuerte y los hijos tienen rabietas solamente para recibir atención de la madre.

¿Está tan metida en "actividades significativas" que está abandonando su casa? Así fue el problema de Lynn. La oí relatar su odisea, en que contó lo que le emocionaba. Modelaba dos veces a la semana para un almacén local, trabajaba tiempo parcial vendiendo vestidos de marca y era directora de varios comités. El hogar y la familia eran - aburridos.

Lynn, vestida en un elegante traje de Evan-Picone, explicó: "Si no tuviera que ir a casa, nunca me deprimiría. Mientras pueda estar corriendo de un lado a otro estoy feliz, pero cuando me detengo ante una luz roja en camino a casa, parece que se me pega una ola de lobreguez."

Mi esposo y yo convinimos en salir a cenar con Lynn y John. Él era callado, atractivo y triunfador, pero era aparente que Lynn lo encontraba aburrido. Él le apoyaba muy bien e iba a casa todas las noches, pero no era lo suficientemente emocionante para Lynn.

Ella estaba realmente rehuyéndole a la realidad de un matrimonio gris e hijos perturbados. Varios médicos habían examinado a una de las hijas, y la habían enviado a un especialista para niños hiperactivos. Todos los médicos concordaban en que la muchacha necesitaba una situación de vida calmada y estable. John explicó que era preciso que la hija tuviera un horario en el cual podía confiar, y entonces dijo: "Pero eso es imposible. No hemos cenado a la misma hora ni siquiera dos veces desde que nos casamos."

Ellos necesitaban poner sus prioridades en orden; sin embargo, cuando traté de trazar un plan, Lynn dijo entre dientes: "Sería mucho más fácil si los médicos simplemente le dieran a la muchacha una pastilla para calmarla."

¿Es usted como Lynn? ¿Está haciendo patinar sus ruedas y no logra nada? ¿Preferiría tomar una pastilla antes que organizarse? Cuando andamos corriendo de lado a lado buscando placer y abandonando a nuestras familias, comenzamos a sentirnos culpables. A la larga, la culpa nos consume y nos deprimimos.

Aunque Lynn evadía la responsabilidad y se escapaba de su aburrimiento mediante sus actividades en el mundo, muchas mujeres con las que he hablado hacen lo mismo mediante su iglesia. Pero, ¿cómo puede una mujer que pasa todo su tiempo en la iglesia estar equivocada? ¿Cómo puede ser que una mujer que asiste a cuatro estudios bíblicos por semana tenga sus prioridades fuera de orden?

Un hombre de negocios apuesto vino a verme en una conferencia de fin de semana. "Si hubiera sabido que esto iba a ser religioso, no hubiera venido. He oído todos los versículos bíblicos que jamás necesitaré, y más." Después de que se calmó, me enteré que tenía una "esposa santa." Alice servía en los comités de música, enseñaba estudios bíblicos, preparaba las cenas de la iglesia y ponía folletos en el portafolio de Harry, pero nunca estaba en casa cuando él regresaba de su trabajo. Ella asesoraba a mujeres por teléfono toda la noche, pero nunca se iba a la cama cuando él se iba a dormir. Desde el punto de vista de él, ella era un fraude. Él había venido al seminario con la esperanza de que ella se enderezara.

Cuando hablé con Alice encontré a una mujer afligida y piadosa que fervorosamente estaba poniendo en práctica su propia versión del plan de Dios para su vida. Estaba profundamente preocupada por su esposo mundano y había pedido a todos sus grupos de estudio bíblico que oraran por el alma de él.

Es difícil discrepar con una resolución así de firme y positiva; sin embargo, tuve que demostrarle a Alice que su lugar era en su casa "con su esposo." Si ella deseaba asesorar a otras, tenía que arreglar su relación con su esposo primero, porque de lo contrario estaba viviendo una mentira. Tenía que dejar de endilgarle al pobre hombre pesadas verdades espirituales y comenzar a amarlo. Después que Alice a regañadientes entendió el mensaje, llamé a Harry de nuevo y le di a cada uno algunas sugerencias para mejorar su matrimonio. Él se alegró tanto de que Alice hubiera prestado atención que se quedó para el resto del "seminario" y me agradeció calurosamente antes de irse.

No importa lo positivas o santas que sean nuestras actividades, tenemos que asegurarnos de tener nuestras prioridades en orden. ¡No perdamos a nuestras familias por "salvar" a otros!

¿Están sus prioridades realmente en orden? Haga una lista de los cambios que debe de hacer.

4. Mejórese a sí misma.

En su libro *How to Say YES to Life: A Woman's Guide to Beating the Blahs* ("Cómo decir que SÍ a la vida: Guía para la mujer para derrotar la murria"), Catherine Miller hace sugerencias a las mujeres deprimidas de la edad media que sufren del síndrome del nido vacío. "Tal vez ella tendrá que comenzar por su apariencia física, para fomentar su confianza. Tal vez suene superficial preocuparse por cabello, uñas, piel y figura, pero si usted es una mujer que se ve en el espejo y dice: 'Estoy tan vieja, tengo muchas canas, estoy muy gorda,' vuelve al instante a la cama y se tapa con las sábanas."

Algunas de nosotras, después de habernos visto en el espejo y ver las líneas del tiempo alrededor de los ojos, tratamos de esconder nuestras nubes negras tapándonos con las sábanas. Por ejemplo, recuerdo el año de 1978. En dos meses tuve que enfrentar la brutal realidad de la edad media. Me convertí en abuela, cumplí mis 25 años de casada y ¡alcancé la edad dorada de los 50! Tal combinación de acontecimientos podría ser desalentadora, pero mi familia lo hizo divertido. Mi madre, brillante, espigada y atractiva a los 80, vino para saludar a su primer biznieto y me alentó mucho ver lo bien que ella se arreglaba a su edad. Mis hijas planearon una gala para celebrar nuestro aniversario de 25 años y me inscribieron como novia en un almacén local, y mis amigas me dieron un nuevo comienzo a un juego de loza de diez puestos. Para mi cumpleaños mi esposo me llevó a la playa para un fin de semana largo y me dijo que estaba en mejor forma que la mayoría de las escenas en la orilla.

Aunque todo el ánimo de la familia era muy tranquilizador, decidí evaluarme a mí misma físicamente. Siempre he sentido que toda mujer debe hacer lo mejor que pueda consigo misma. (Mi esposo piensa que he hecho más de lo que se podría esperar con la materia prima disponible.) Me miré a mí misma y me di cuenta que la mayoría de mi peso se había asentado en las caderas, así que mis dos hijas y yo nos matriculamos en un programa de ejercicio en un gimnasio. Nunca me han gustado los asuntos atléticos, pero me obligué a entusiasmarme e ir caminando al gimnasio todas las mañanas a las 8:00. Si hay alguien que no tiene tiempo para un programa así, ésa soy yo. Pero aprendí a limpiar rápidamente después del desayuno, tender la cama, maquillarme, vestirme y caminar con Marita al gimnasio. Después de hacer ejercicio, caminaba a casa, me vestía y llegaba a mi oficina llena de energía a las 9:00. Perdí varias libras en cuatro meses y unos cuantos centímetros en los lugares precisos, pero más importante, fijé una meta para mejorar y la logré.

¿Dónde necesita ayuda? ¿Está su peso manteniéndola a gusto en el sofá? Póngase en dieta, haga un concurso con alguna amiga, revise sus hábitos alimenticios. ¿Tiene brazos débiles y piernas de gelatina? Si los tiene, haga ejercicios con alguna mujer espigada de la televisión hasta que se parezca a ella. Busque a algunas amigas que vayan con usted a mover las caderas o a tomar clases de danza en la YWCA. Hacer sentadillas con otra persona las hace parecer divertidas. También esté atenta a las ofertas especiales del gimnasio. Los aeróbicos son tan populares en estos tiempos que se puede encontrar un grupo casi en cualquier lugar.

¿Está su pelo lacio y sin vida? Ninguna mujer se ve o se siente bien con un cabello sin brillo. Los comerciales de televisión le dicen que cierto champú doblará el volumen de su pelo y aumentará su largo con sólo una aplicación, pero nunca he visto tales milagros. Iluminar su pelo lleva tiempo, esfuerzo y una buena peinadora, pero bien vale la pena. Con suficiente trabajo su pelo puede rebotar y mecerse como el de las muchachas en la televisión.

¿No ve nada atractivo cuando se ve en el espejo? ¿Se ha desvanecido su imagen de porrista? ¿Está su maquillaje fuera de moda? ¿Tiene círculos debajo de los ojos? Si necesita ayuda y no sabe a dónde ir, vaya a un almacén grande por departamentos y pida que la maquillen en el mostrador de cosméticos. Busque en la guía telefónica alguna consultora de belleza. Pida ayuda a su peinadora. Haga lo que sea que se ajuste a su necesidad, pero no pase ni un día más con la cara gris si eso la deprime.

¿Tiene un armario lleno de ropa y nada que ponerse? Saque todas las prendas y examíneles. Cualquier cosa que no se ha puesto en dos años póngala en una caja rotulada "No lo suficientemente buena como para ponerme pero demasiado buena para tirar." El sólo poner ese rótulo en la caja ¡le hará llevarla al almacén de caridad! Empareje sus faldas con sus blusas, pantalones y sacos. ¿Tiene una falda pero no una blusa? ¿Un saco que no va con nada? Mientras todo está afuera, revise cada pieza y asegúrese de que está limpia y tiene todos los botones. No ponga en el clóset nada que no está listo para ponerse o está de temporada. Esta acción de organizarse le animará y le dará la seguridad de que la próxima vez que va a su armario, la ropa estará fresca y atractiva.

Cualquiera que sea su necesidad particular, comience a buscar una respuesta. Anote una lista de sus metas y busque personas que le puedan ayudar. No tenga miedo de hacer preguntas. Nadie va a pensar que usted es tonta. Muchas estamos llenas de respuestas, ¡esperando que alguien nos haga preguntas!

Aunque la mejora física no es la única solución para la depresión, es un buen lugar para empezar.

¿Qué pasos necesita dar para elevar su imagen propia?

5. Ayude a alguna otra persona.

Mucho acerca de nuestra caída a la depresión viene de la preocupación por sí misma. Estamos tan profundamente envueltas en nuestros propios problemas que no podemos ver a otros necesitados; sin embargo, cuando ayudamos a alguna otra persona, nos animamos. Tengo una amiga, Betty Lou, la cual tiene toda razón en el mundo para estar deprimida. Su esposo está seriamente enfermo con enfisema ya desde hace varios años. Él está conectado a un tanque de oxígeno y ocasionalmente tienen que llevarlo a la carrera al hospital para tratamiento de emergencia. Además de cuidar al esposo, vive con ella su madre de 85 años, confinada a una silla de ruedas. Betty Lou también se ha echado encima la responsabilidad de animar a su hermana viuda, quien perdió a su hijo en una avalancha en las montañas Rocky. Con todas estas situaciones tristes, Betty Lou todavía halla tiempo para ayudar a otros. Un día cuando me trajo una bolsa enorme de naranjas que había recogido, le pregunté cómo había logrado hallar tiempo o fuerzas para visitarme.

"Cuando mis problemas parecen sin esperanza, busco a alguien a quien ayudar," me dijo. "Quito la mirada de encima mío y me animo."

Mi amiga Kitty tuvo una ileostomía. Esta cirugía drástica es suficiente para deprimir a cualquiera, pero Kitty se negó a sentarse sintiendo lástima de sí misma. Tan pronto como pudo, salió a ayudar a otros, y ahora sirve como voluntaria por muchas horas a la semana asesorando a los que se angustian por alguna cirugía inminente.

Otra amiga, Ruth, sufría seriamente por los efectos de tratamientos de cobalto en el cuello; sin embargo, pasaba por lo menos un día entero a la semana en el hospital alentando a los individuos que tenían seres queridos en cirugía. Tanto Kitty como Ruth tenían buena razón para deprimirse, pero estaban demasiado ocupadas ayudando a otros como para darse cuenta.

¿Cuánto tiempo pasa ayudando a otros durante la semana?
Recuerde: No propósito = no logro = depresión.

6. Revise su situación económica.

Hay muchas mujeres deprimidas que viven en casas espléndidas, compran a crédito su ropa en almacenes caros y conducen su Cadillac cuando van a club campestre. Han llegado a la cumbre estadounidense grandiosa, y sin embargo están neuróticas. A lo mejor se preocupan por los negocios de sus esposos, la segunda hipoteca y el préstamo del banco. Es sorprendente lo fácil que es deprimirse estando elegantemente vestida en el baile de beneficencia si van a desconectarle el teléfono mañana. Puede ser bien incómodo sentarse en su mecedora forrada con damasco de 600 dólares si el decorador amenaza llevarse la silla por la mañana. Puede ser devastador contestar su teléfono francés si sabe que la llamada es de otra agencia de cobros que está buscando dinero.

No es fácil dar un paso atrás, pero a veces las circunstancias nos fuerzan a evaluar de nuevo nuestro estilo de vida. Lo sé. Yo lo hice.

Fred y yo establecimos nuestra empresa y planeamos la casa de nuestros sueños en las colinas de San Bernardino. La diseñamos y decoramos hasta que tuvimos una casa modelo que los grupos de beneficencia usaban para gira de casas. Recibíamos a amigos espléndidamente y muy a menudo, y hospedábamos a amigos que necesitan un lugar para vivir.

Entonces cambiaron nuestras circunstancias. Nuestro negocio de alimentos cayó en problemas. Los precios de alimentos al por mayor subieron de la noche a la mañana, y teníamos contratos firmados para proveer comida a escuelas y fábricas sin subir nuestros precios. Perdíamos dinero en cada plato que servíamos. Si pidiéramos aumento, los contratos serían puestos a subasta abierta. Si aguantáramos, a lo mejor podríamos salir adelante. Intentamos hacer esto y veíamos el dinero desaparecer en el aire. Al mismo tiempo un nuevo restaurante que habíamos diseñado y construido también estaba perdiendo dinero. Después de 23 años en el negocio, tuvimos que cerrar y admitir la derrota.

A la edad de 46 años, Fred tuvo que empezar de nuevo y yo tenía que hallar una manera de suplementar sus ingresos. Es fácil que alguien se deprima mientras camina por los pasillos de una casa de seis dormitorios con una vista sensacional, sabiendo en todo momento que no puede darse el lujo de vivir bajo ese techo. Es fácil quedarnos deprimidos si no volvemos a evaluar nuestro estilo de vida y realizar acción curativa.

Pusimos por escrito todos nuestros gastos mensuales y los ingresos que esperábamos. Si los dos nos matábamos trabajando, podríamos lograrlo. Podríamos mantener una apariencia de nuestro nivel social al ponerlo todo en nuestra existencia de día a día, o podríamos hacer un cambio. Oramos en cuanto al problema, pero con todo era difícil pensar en vender nuestros muebles tan cuidadosamente escogidos, y que otros vivieran en nuestra casa hecha a la medida para nosotros.

Fue difícil, pero decidimos poner a la venta nuestra casa y oramos que la casa se vendiera pronto si era preciso que nos mudáramos. Se vendió en una semana.

En lugar de deprimirnos y enfocar en lo negativo, una paz vino a nuestros corazones. Habíamos orado; nuestras oraciones habían sido contestadas; nos mudamos.

De nuestros 3,600 pies cuadrados, los cinco nos mudamos a un condominio de 1,200 pies cuadrados. De una sala de familia que podía sentar a 90 personas para los estudios bíblicos, otra sala, un comedor y un vestíbulo, fuimos a un cuarto que servía de sala y comedor.

Para la que está temblando por sus finanzas, le ofrezco una solución. Analice sus ingresos y sus gastos. Mire las cifras. ¿Hay algún artículo que está fuera de proporción? ¿Está hundiéndose en un hoyo de tarjetas de adeudo? ¿Está viviendo por encima de sus medios presentes?

Con razón está nerviosa y desanimada. ¿Cuáles son sus alternativas? ¿Debería mudarse como lo hicimos nosotros? ¿Tiene miedo de que sus amigas le van a ver mal si cambia su estilo de vida? ¿Está su orgullo interponiéndose al sentido común? Yo tuve que enfrentar todos estos problemas, y sé que tomé la decisión correcta. Prefiero estar contenta en un condominio que miserable en una mansión. ¿Y usted?

¿Están los problemas financieros presionándole?

7. El ejercicio brinda resultados.

En la actualidad al ejercicio se lo está promoviendo como una manera de superar y tal vez de prevenir la depresión. La Associated Press publicó un artículo, "Exercise A Key to Mental Health—Activity Shown to Ease Depression" ("El ejercicio como clave a la salud mental: Se demuestra que la actividad alivia la depresión"). Usaron a Reed Steele como ejemplo. Como corredor universitario era un triunfador, pero después de una serie de lesiones se vio obligado a abandonar la competencia a campo traviesa y de pista. Sin su sueño, se deprimió y se dedicó al licor y a las drogas para tratar de darse algún escape. Como todos sabemos, esta senda lleva a la destrucción y pronto fue hospitalizado y quería suicidarse. Con una combinación de antidepresivos, terapia y ejercicio moderado, como nadar, montar en bicicleta y correr moderadamente, Reed, a los 25 años, se siente mucho mejor. Dice: "Cuando en realidad estaba deprimido, no estaba haciendo ejercicio. No tenía ningún deseo de hacer nada."

Margaret Sperr, graduada de CLASS, cuenta de su evento de depresión que le hizo empezar a correr. Era víctima de desorden afectivo de temporada, un tipo de depresión que se intensifica por los días oscuros y largos períodos con poca luz del sol. Buscando alivio, se mudó a Albuquerque en donde los cielos están claros la mayor parte del tiempo. También usa una luz de espectro durante el invierno. Cuando buscaba ayuda empezó a correr y halló que sus síntomas disminuyeron. Este logro la animó y a la larga se convirtió en corredora profesional, ganando el Campeonato Mundial de Triatlón en Hawaii. Lo que empezó como ejercicio para aliviar la depresión se ha convertido en una combinación triunfadora de correr, ciclismo y natación.

Matt Kushner, psicólogo clínico, recomienda el ejercicio junto con la terapia. Él favorece rutinas, hábitos y metas, puesto que los deprimidos parecen escasear de estos aspectos. Su tendencia es quedarse sentados y dedicarse a las drogas y a comer demasiado. "Si pudiera escoger un actividad de una larga lista, sería el ejercicio," dice Kushner. "El ejercicio es una especie de don que sigue dando" (*Albuquerque Journal*, 18 de marzo del 2005).

¿Hace ejercicios regularmente? Haga una cita con una amiga para caminar juntas por lo menos dos veces por semana. Evalúe si se siente mejor después.

capítulo 7

Cuando necesita ayuda de afuera

De acuerdo a la severidad de su depresión, a lo mejor ya ha buscado ayuda o tal vez necesite asesoramiento adicional. Si está tan consternado que no puede organizarse o elevar su imagen propia, a lo mejor debe buscar ayuda de afuera.

¿Qué clase de ayuda hay disponible?

1. Su pastor

Este parece ser el mejor lugar para comenzar, porque se supone que él le conoce a usted y a su familia, y tiene una perspectiva que un asesor extraño no tendría. El pastor le puede dar una evaluación objetiva y espiritual. Puede oírle y dejarle que ventile sus sentimientos. Puede referirle a un profesional que considera que tiene experiencia.

Preferentemente, el profesional de atención a la salud debe ser un creyente cristiano o por lo menos no pertenecer a la Nueva Era o a alguna secta falsa. Lo que el mejor de los pastores no puede hacer es recetar medicinas. Lo negativo de acudir a un pastor es que quizá usted no diga toda la verdad. Usted piensa que lo hará, pero titubea para contarle cualquier conducta extraña que usted o su familia haya experimentado. Varias mujeres me han dicho que no le han contado al pastor "toda la verdad" porque no querían que pensara mal de ellas.

Al entender las personalidades básicas (vea el Capítulo 4), puede saber qué esperar de cada tipo.

El pastor popular sanguíneo puede llegar atrasado. Sus puntos fuertes son el ser cálido y hacer que los demás se sientan bien. Querrá lo mejor para usted. Hará que hasta sus tragedias suenen divertidas y le dará soluciones tipo "fiesta," como "Necesita salir más." La preocupación es que él pasará más tiempo contándole sus historias que oyendo la suya, y usted puede convertirse en ilustración en el sermón de la siguiente semana. Si es miembro de una iglesia grande, no se sorprenda si cuando usted le visite de nuevo no está seguro de quién es usted.

El poderoso colérico no tiene tiempo para perder. "Vaya al grano." "¿Qué espera que yo haga?" Tiene poca tolerancia para las historias de las sanguíneas y los detalles de trasfondo. Un poderoso pastor colérico se jactaba ante mí por la rapidez con la que aconsejaba a su rebaño atribulado. "Les doy 30 minutos a cada uno: 15 para que me cuenten su problema y 15 para darles mi respuesta." Estaba tan satisfecho que pocos regresaban para una segunda visita. Los asesores coléricos conciben rápidamente planes prácticos y esperan que usted vaya a casa y ponga en práctica esas ideas. No son buenos para la empatía y la considerarán débil y poco espiritual si llora y no "sigue adelante."

Los pacíficos flemáticos son buenos asesores porque saben escuchar. El oír su historia les da un descanso en sus días atareados. No tienen ningún apuro por volver a su trabajo. Un pastor así me dijo que había aprendido a dormir con los ojos abiertos mientras escuchaba a las "mujeres monótonas." Lo mejor de los flemáticos es que hacen que una se sienta tranquila y sin amenazas. Usted les dirá en realidad cómo se siente. Le darán una opinión objetiva y no le van a hacer que se sienta tonta. Si usted es agradable y sus problemas no son drásticos, estarán contentos de recibirla todas las semanas. Si sus necesidades son críticas, a lo mejor le recomiendan que vaya a ver a otra persona.

El perfecto melancólico es el asesor perfecto. El melancólico enfoca fácilmente las cosas negativas y le demuestra compasión de buen grado. Querrá llegar a la raíz del problema y anotará los detalles de lo que dice usted. Tendrá respuestas espirituales profundas y no simplemente le dará versículos sin pensar. Le indicará pasos que usted debe dar y esperará que usted los dé. Querrá que usted tenga una libreta para anotar su progreso y la revisará la próxima semana.

Al entender qué clase de personalidad es su pastor, usted tendrá sabiduría para saber qué puede esperar.

2. El médico de la familia

Si es posible, comience con alguien que tiene un conocimiento personal de usted. Dígale claramente que está deprimida. No esconda sus síntomas o sus tendencias al suicidio. Después de haber dicho sus sentimientos, oiga su consejo. Él o ella puede arreglar sesiones de asesoramiento, referirle a alguien que esté mejor preparado para tratar su problema o recetarle algún remedio. Tiene autorización para recetarle medicinas, lo cual su pastor no tiene.

3. Drogas que elevan su estado de ánimo

Los antidepresivos, como Prozac y Zoloft, son las selecciones más populares de los psiquiatras y otros médicos para tratar depresiones serias, pero obviamente la administración de tales medicinas tiene que ser controlada cuidadosamente por un médico competente. El uso de estas drogas puede tener efectos colaterales que es preciso tener en cuenta. En el 2005 varios de estos medicamentos fueron retirados del mercado y usted necesita preguntar a su médico lo que es aceptable al momento. Ninguna de estas medicinas se deben recetar sin un examen y evaluación completa.

El Dr. Nathan Kline, el cual escribió *From Sad to Glad* ("De triste a alegre") y que ha trabajado con estas drogas desde los cincuenta advierte en contra de la administración de drogas sin suficientes análisis preliminares. El pasa primero tiempo con cada paciente. "Cuando un paciente describe sus síntomas, escucho no solamente sus palabras sino también su tono de voz, y observo los matices de su postura, vestido y talante en general. El tratamiento de la depresión con remedios consiste en mucho más que recetar píldoras. Uno tiene que tratar al paciente entero mientras lidia con las muchas facetas humanas de la enfermedad."

Una gran precaución para la persona que usa medicamentos para levantarse el ánimo: Tal tratamiento con drogas es para los síntomas, no para la causa. Aunque la depresión se puede aliviar con el uso de remedios, el problema subyacente a lo mejor no cambie y puede llevarle a una depresión más profunda. Esté consciente de la controversia actual sobre medicamentos por medio del Internet, en el sitio del National Institute of Mental Health (Instituto Nacional de Salud Mental).

4. Instituto Nacional de Salud Mental

El NIMH (por sus siglas en inglés) tiene disponible material sobre la depresión y le enviará a solicitud un directorio de los centros de salud mental financiados federalmente. Los centros tienen trabajadores entrenados y servicios de emergencia las 24 horas del día para ayudar a los que lo necesiten. Para más información escriba a NIMH, 6001 Executive Blvd., Room 8184, Bethesda, MD 20892-9663, o vaya al sitio http://www.nimh.nih.gov.

5. Psicoterapia

Hay muchos diferentes tipos de psiquiatras, y muchas maneras en que pueden tratar los problemas. Algunos le piden al paciente que examine su niñez o las heridas del pasado. Algunos consideran específicamente cómo cambiar el comportamiento problemático. Muchos psiquiatras sienten que la mejor manera de lograr tratar la depresión es con una combinación de medicamentos antidepresivos y el asesoramiento. Si su médico o su pastor recomienda que usted consulte a un psiquiatra, pídale al pastor o a algún amigo cristiano que le recomiende alguno. Uno de los peligros de consultar a un psiquiatra que no es creyente es que él puede considerar a las creencias bíblicas como estrechas y mojigatas, y se puede dedicar a una cruzada personal para ablandar al paciente. Lo bueno es que hay muchos consejeros y psiquiatras cristianos de los cuales escoger.

6. Terapia en grupo

Muchos que cuentan sus problemas en grupo reciben un "aguijonazo" instantáneo al descubrir que otros también sufren de la depresión. Algunos, sin embargo, se avergüenzan de decir sus sentimientos profundos y se deprimen más. Otros se vuelven tan dependientes del grupo que se alejan de relaciones sociales normales. Una amiga mía participó tanto en el grupo de apoyo que su esposo me dijo: "Es como si se hubiera ido de casa."

7. Grupos de apoyo en contra de adicciones

Alcohólicos Anónimos es uno de los grupos más conocido. Su meta es lograr que los que se han recuperado ministren a los que tienen necesidades similares, demostrándoles: "He estado allí. Entiendo lo que estás atravesando. Yo lo logré y tú también puedes lograrlo." Ahora hay toda una variedad de estos grupos anónimos: Emociones Anónimas, Sobrepeso Anónimos, Cocaína Anónimos. Cuandoquiera que surge un problema de magnitud, se forma un grupo de apoyo. Una mujer del personal de CLASS, Jan Frank, ha comenzado varios grupos de apoyo para víctimas de incesto y ahora dicta conferencias para enseñarles a otros cómo vencer el dolor de la traición en la familia. Cuando personas con problemas similares se reúnen y cuentan lo que funcionó para ellos, hay un sentido de hermandad y apoyo mutuo, pero tenga cuidado de no volverse adicto al grupo de apoyo.

8. Análisis del estrés

Cuando las personas revisan los síntomas de la depresión (Capítulo 3), a menudo me llaman y dicen: "Por primera vez pude ver dónde estaba." Algunos están peor de lo que pensaban y algunos no tan mal. Una revisión de estos problemas le da a la persona un sentido de logro. "Finalmente, voy a algún lado." Para los que dan asesoramiento informal a algún amigo, esto les dará una herramienta para usar a fin de concentrarse en la depresión y dar alguna dirección. Hablar de estos problemas con algún amigo es un buen comienzo, y les ayudará a ver si es depresión situacional (resultado de circunstancias actuales), o si se trata de una historia debilitante que necesita algo más que la oración y atención de amistad.

En el siguiente capítulo, "Nadie sabe los problemas que yo he visto," indico los pasos que seguí para curarme de mi gran depresión al perder dos hijos. Consideremos la verdad bíblica y aceptemos que "Nadie lo sabe sino Cristo."

capítulo 8

Nadie sabe los problemas que he visto

En un sorprendente artículo de la revista secular, MORE (septiembre 2004), el titular decía: "Algunos expertos ahora definen la depresión más como una crisis espiritual que una enfermedad." Aunque sus sugerencias no serían nuestra primera selección, su análisis de la depresión estaba bien hecho.

Algunos han tratado antidepresivos y dicen que las drogas les quitaban la chispa del líbido que ya andaba mal a media vida, o les hacían sentirse distantes y entumidos, o que simplemente no servían. Pero también sospechan, muy hondo en su ser, que sus vidas, y no solamente la química del cerebro, necesitan una revisión completa. Típicamente, las personas acuden a la terapia de conversación como una alternativa a los remedios, pero un número creciente de mujeres están abrazando una nueva tendencia en el tratamiento de la depresión: la práctica espiritual. Es un método que soslaya el análisis de los problemas a fin de buscar una paz interna mediante la relajación y técnicas de respiración profunda.

El artículo dice, además: "Un número creciente de terapeutas y psiquiatras están experimentando con estas técnicas espirituales como una manera nueva de curar a los diagnosticados con depresión clínica (intenso y persistente desorden de talante que ataca a la mente y puede afectar el cuerpo). El artículo explica que los esfuerzos espirituales ayudan al cerebro a tener acceso a diferentes senderos a la curación que son tan importantes como la terapia.

El Dr. James S. Gordon, psiquiatra educado en Harvard, dice: "Hay una verdadera explosión de interés en la ayuda espiritual." Lo que hace que sea atractivo este método, dice, es que promete no solamente hacer que las personas funcionen, sino que les ayuda a sentirse alegres de nuevo, y a hallar paz y significado en su vida. "La depresión es una señal de que quién es uno como ser humano en esta tierra no está hallando realización de alguna manera," dice Gordon. "En un nivel eso es un problema psicológico que se puede tratar con terapia de conversación, pero a menudo es un asunto espiritual. '¿Por qué estoy aquí? ¿Cuál es mi propósito?' Son preguntas espirituales."

¡Qué emocionante es para mí personalmente ver a los sabios del mundo buscando la verdad espiritual! Aunque los pensamientos positivos, la acción decidida y el consejo de buenos médicos pueden ayudar a la persona deprimida, he presenciado grandes cambios en la "persona total" mediante la ayuda espiritual. Durante los años que pasé hablando y asesorando, llegué a convencerme de que la Biblia es el mejor manual de psicología que jamás se ha escrito. La razón por la que la mayoría de nosotros no acudimos a la Biblia en tiempos de problemas es porque no sabemos dónde buscar las respuestas. He buscado soluciones espirituales a la depresión y las he aplicado a mí misma y a otros, con resultados victoriosos.

El Dr. Walter Johnson de Hanover, Massachussets, me escribió una carta después de haberme oído en la cinta "Defeating Depression" ("Vencer la depresión"). De sus años de experiencia atendiendo enfermos y deprimidos, escribió:

Aunque estoy convencido, y en realidad la evidencia científica es muy fuerte en este aspecto, de que en muchos casos los factores biológicos son una causa predominante de la depresión, insisto mucho en que el asesoramiento espiritual es de extrema importancia al tratar a individuos deprimidos, junto con medicamentos antidepresivos, etc., cuando sean necesarios. Puedo darle numerosos ejemplos en los que este método combinado ha sido lo más útil.

Para la que quiere más que un propósito humano para el día o una píldora para levantarse el ánimo, permítame presentarle un plan permanente para la paz mental. A lo mejor le levante el ánimo como ha levantado el mío.

1. Crea la Biblia.

Antes de usar la Biblia como nuestro libro de texto, tenemos que creer que es la Palabra de Dios.

Dice 1 Corintios 2:14 que la Biblia es tontería para los que no la creen. Necesitamos creer en Dios, el Padre que nos creó; en Jesucristo, el Hijo de Dios, que murió por nuestros pecados y se resucitó; y en el Espíritu Santo, el poder disponible que puede cambiar nuestros patrones de vida. Cuando creemos, podemos con seguridad seguir el plan de Dios para vencer la depresión.

Muchas personas tienen una creencia vaga en alguna autoridad divina, pero pocas tienen una relación espiritual personal que en realidad funciona. Pasé mi niñez en la Escuela Dominical y en las actividades de la iglesia. Dirigí al grupo de jóvenes y asistí a conferencias religiosas. Ya adulta, asistí regularmente a la iglesia y me consideraba creyente, principalmente porque no era otra cosa; pero cuando enfrente la tragedia de dos hijos con el cerebro dañado, poder recitar los libros de la Biblia no sirvió de gran consuelo. Oré por la curación de mis hijos, pero sabía que no había esperanzas. A poco desapareció toda la poca fe que tenía, y decidí que no podía haber ningún Dios si una persona buena como yo estaba en tal situación.

Dejé de creer en algo, y lo que menos quería era que alguien me dijera que necesitaba religión. No necesitaba religión; necesitaba una relación con Jesucristo como Persona, pero no sabía cómo hallarlo. No sabía dónde buscar ayuda, así que me quedé sentada en casa sin esperanza y deprimida. Tal vez usted en realidad quiere el poder de una experiencia espiritual, pero no tiene ni idea de cómo buscarla. Ha estado asistiendo a la iglesia, pero sentarse en una banca mientras finge ser feliz no sirve de nada.

Cuando llegué al punto de saber que no había absolutamente nada que podía hacer para resucitar a mi hijo muerto o curar al que se me estaba muriendo, me di por vencida. Ni siquiera me di cuenta de que al rendirme en cuanto a mí misma era el principio de la cura de mi depresión.

2. Entréguese.

Puesto que el problema clave en la depresión es un ensimismamiento, tenemos que retirar los ojos de nosotras mismas.

De la perspectiva humana, esto es casi imposible, ya que para cuando nos damos cuenta de que estamos deprimidas el cielo nos ha caído encima y no podemos ver nada más excepto a nosotras mismos y nuestros problemas. ¿Cómo podemos buscar las flores cuando estamos ahogadas con malas hierbas? ¿Cómo podía yo, al tiempo de perder a mis dos hijos, ir al supermercado y sonreír a los niñitos en los carritos con sus mamás cuando sabía que mi Frederick Jerome Littauer III estaba muerto y mi Lawrence Chapman Littauer estaba muriéndose? No podía ir a ninguna parte sin hallar recuerdos espantosos de mi tragedia. Hasta que un día ...

Mi cuñada Ruthie, preocupada por mi estado deprimido, me llevó a un club de mujeres cristianas. Yo no quería ir, y no tenía la menor intención de oír al orador, pero, cuando un hombre alto y distinguido se puso de pie, escuché. El Dr. Roy Gustoyson contó la historia de una mujer como yo que estaba desdichada. Era una buena persona que hasta iba a la iglesia, pero no sabía cómo recibir el poder espiritual en su vida. Yo no sabía tampoco.

El orador citó Romanos 12:1–2: "presentéis vuestros cuerpos en sacrificio vivo, santo, agradable a Dios, que es vuestro culto racional. No os conforméis a este siglo, sino transformaos por medio de la renovación de vuestro entendimiento, para que comprobéis cuál sea la buena voluntad de Dios, agradable y perfecta." Yo había oído eso anteriormente, pero, como todo mi conocimiento de la Biblia, no significaba nada para mí en lo personal. Él dijo que a lo mejor había damas en el grupo que necesitaban ayuda, y yo asentí con la cabeza.

Entonces me vinieron estos pensamientos. *Debo presentar mi cuerpo, debo entregarme a mí misma. ¿A quién? A Dios por Jesucristo.* Ya me había dado por vencida en cuanto a mí misma, así que ahora tenía que entregarme al Señor Jesús. *¿Por qué no?* pensé. *Soy un fracaso de todas maneras. ¿Para qué conservarme?*

No pensaba que estaba entregando gran cosa o premio, ni tampoco pensé que el Señor iba a estar muy emocionado al añadir una niña melancólica más a su grupo. Decidí donarme y entregarme a mí misma de todas maneras.

No se conformen a este mundo. Yo había pasado mi vida trabajando según las normas del mundo. Había planeado una carrera en enseñanza, seguida de un matrimonio perfecto e hijos perfectos. Quería vivir a la altura de las mejores normas que el mundo podía ofrecer. Tenía motivos tan buenos, y sin embargo había producido dos hijos con cerebros dañados y el mundo no tenía respuestas. Conformarme al mundo no me había ayudado, así que ¿qué tenía que perder? Estos pensamientos me parecen tan sarcásticos ahora, pero allí es donde estaba en ese tiempo.

Transformarse. El versículo me decía que cuando me entregara al Señor y dejara de preocuparme del mundo, Dios me transformaría. ¡Cómo necesitaba un cambio, una vida nueva! ¡Cómo necesitaba avanzar más allá de mi lobreguez personal a un plano más alto! ¡Cómo necesitaba algo más que las píldoras felices que los médicos me habían ofrecido! Dios prometía renovar mi mente; y yo estaba lista para creérselo.

Sepa la voluntad de Dios. Entonces sabrá (¡cuánto yo necesitaba estar segura de algo!) cuál es "la buena voluntad de Dios, agradable y perfecta" para usted. Yo pensaba que Dios ni siquiera me conocía. De seguro que nunca lo había conocido de una manera personal, pero estaba dispuesta a llegar a conocer cualquier poder que pudiera transformarme de la desesperanza a la salud, que me pudiera dar una nueva mente y una nueva dirección. Ahora veo cómo las mujeres desesperadas se dejan atraer por las sectas falsas. Eso es lo que apareció cuando estaban en necesidad.

Oré allí mismo en ese restaurante. La religión necesita el ritual de una iglesia, pero una relación espiritual puede comenzar en un restaurante. Le pedí a Jesucristo que viniera a mi vida y me diera un nuevo entendimiento. También le pedí que me mostrara claramente cuál debía ser el plan de Dios para mi vida desalentada.

Una vez que hice esta entrega al Señor, me sentí mejor. Por primera vez sabía que era creyente, no porque no fuera otra cosa sino porque me había entregado a Cristo.

¿A usted le gustaría poder deshacerse de sí mismo? ¿Ha pensado en salir huyendo? ¿Mudarse de la ciudad? ¿Acabarlo todo? ¿Ha tratado planes grandiosos y remedios fabulosas, y ahora está dispuesto a deshacerse de todo?

Sé dónde está; yo he estado allí. A lo mejor todavía pudiera estar allí, pero me entregué a Cristo de todas maneras. Quité los ojos de mí misma y los puse en el Señor. Invoqué el nombre de Jesús y fui salvada de una vida triste conmigo misma. Le creía a Dios en su palabra y tomé la Biblia como el nuevo texto para mi vida.

¿Por qué no creer en la Palabra de Dios hoy y entregarse a Jesucristo?

3. Dése cuenta de que no está sola.

Antes de comenzar a creer en serio y entregarme, pensaba que era la única persona con problemas profundos. Otros tenían pequeños problemas, pero yo era la que tenía grandes problemas. Yo era especialmente la única en el mundo que había producido a dos niños con cerebros dañados. ¿Quién podía hacer más? ¿Lo puede usted? A lo mejor piensa que su situación es peor. A lo mejor piensa que nadie aparte de usted está tan deprimida. Nadie sabe los problemas que he visto; nadie lo sabe excepto Cristo.

Al empezar a estudiar la Biblia buscando ayuda, encontré un versículo que me habló. Primera de Corintios 10:13 dice: "No os ha sobrevenido ninguna tentación [problema, prueba, depresión] que no sea humana; pero fiel es Dios, que no os dejará ser tentados más de lo que podéis resistir, sino que dará también juntamente con la tentación la salida, para que podáis soportar."

¡Qué consuelo recibí de ese versículo! Lo primero que me dijo es que no soy la única que tiene tal problema. Yo en realidad pensaba que lo era. Desde que estado contando en público la historia de mi vida, muchas mujeres me han contado historias trágicas de hijos con necesidades especiales y vidas arruinadas. No estaba sola en este problema, ni tampoco usted lo está. Sea lo que sea que le deprime hoy, no es un problema peculiar. Otras han tenido esta prueba antes, otras están atravesándola hoy en día, y a otras más les caerá encima mañana.

De alguna manera ese conocimiento me ayudó, y espero que le ayude también a usted. No somos las primeras, ni las últimas, ni las únicas que atravesamos tiempos difíciles. Muchas mujeres deprimidas me dicen: "Mi caso es diferente del de todos los demás." Puede ser un diferente elenco en un escenario diferente, en disfraces diferentes, pero la trama es la misma. Algo ha salido mal en nuestras vidas y no podemos soportarlo más.

Primera de Corintios 10:30 salta con la afirmación: "pero fiel es Dios." Es posible que estemos atribuladas, vacilando, y hasta pensando en salir huyendo, pero Dios es fiel. Él no permitirá que este problema vaya más allá de lo que podemos soportar. Una vez que nos entregamos al Señor, Él nos cuida, y no deja que las cosas vayan demasiado lejos.

Si yo hubiera escrito la Biblia, hubiera puesto las cosas en forma diferente: le habría dado a cada creyente consagrado una vida fácil. Pero Dios no lo vio a mi manera; planeó que la vida en la tierra sea un campo de pruebas para nuestro futuro. Como padre hacia el hijo que ama,

Dios nos disciplina para nuestro propio bien. Permite que atravesemos pruebas para perfeccionar nuestro carácter.

En la Biblia, Santiago presenta una perspectiva muy adecuada: "Hermanos míos, ustedes deben tenerse por muy dichosos cuando se vean sometidos a pruebas de toda clase. Pues ya saben que cuando su fe es puesta a prueba, ustedes aprenden a soportar con fortaleza el sufrimiento. Pero procuren que esa fortaleza los lleve a la perfección, a la madurez plena, sin que les falte nada" (Santiago 1:2–4, VP).

No necesitamos escabullirnos de nuestras dificultades, sino hacerles frente, sabiendo que Dios es fiel y que no permitirá que se nos pruebe demasiado. Él no nos promete un jardín de rosas, pero sí dice que con la prueba nos proveerá un escape. Cuando leí la palabra *escape* por primera vez, me animé. Dios me iba a ayudar a huir de mis problemas, esquivarlos o hacer túnel por debajo, pero entonces vi la última cláusula: "para que podáis soportar." Para soportar algo uno tiene que quedarse con eso. Estos pensamientos parecían contradictorios, así que busque la palabra *escape* en su uso original y encontré que significa ser elevado por encima del problema lo suficiente como para tener una perspectiva más a la distancia. Este escape es lo que Dios tiene para nosotros: Él nos levantará de la profundidad de nuestra depresión y nos dará una noción objetiva de nuestra situación para que podamos soportarla, no huir de ella.

Desearía que Dios hubiera prometido a todo creyente una vida perfecta, pero no hizo eso. Lo que sí hizo, sin embargo, fue consolarnos diciendo que no somos los únicos con este problema, Él es siempre fiel, no va a permitir que el sufrimiento vaya demasiado lejos y nos levantará por encima del ojo del huracán para que podamos soportar.

Cuando comencé a darme cuenta de que no estaba sola en mis problemas, y que otros aparte de mí tenían graves problemas, mi dolor comenzó a reducirse. Cuando avancé un poco más, y vi que no estaba sola porque Dios está conmigo para levantarme el ánimo, eso me dio fuerzas. Me había quedado sentada por demasiado tiempo. Había resistido a mis amigas y actividades para hundirme silenciosamente en mi propia tristeza especial. Ahora podía saber que Dios en su infinita sabiduría tenía un plan para mí. Y Él también tiene uno para usted.

Una vez que creemos las palabras de la Biblia y en Dios Padre, Hijo y Espíritu Santo, y una vez que nos entregamos al Señor Jesucristo y su control, Él comenzará a obrar su plan para nuestras vidas, si estamos dispuestas.

4. Desee un cambio.

Antes de que Dios pueda hacer mucho en nosotras, tenemos que estar dispuestas. He aprendido al asesorar a mujeres con problemas que la mejor solución del mundo no vale nada si el individuo no está dispuesto a dar el primer paso. Yo misma tuve que dar un paso inmenso.

Al empezar a trabajar en mi vida nueva, me di cuenta de que ser creyente no es simplemente ir a la iglesia y ser buena persona. Es una entrega total de la vida al Señor y estar dispuesta a permitir que le haga a una lo que Él quiere que una sea. Muchos temen que al entregarle la vida a Dios, Él les dará una lista enorme de "no hagas esto, y no hagas lo otro" y que su diversión se habrá acabado. Hallé que Dios no nos da una lista de "no hagas," pero sí cambia nuestros deseos.

Al empezar a estudiar la Palabra de Dios, me habló de una manera personal, y pronto encontré que quería complacer a mi esposo. Me di cuenta de que en todos mis años de matrimonio yo había estado tratando de complacerme a mí misma. Había aceptado las direcciones de mi esposo, pero a disgusto, y hacía apenas lo suficiente como para simplemente llevarme bien con él. ¡Con razón nos alejamos tanto en tiempo de tragedia!

Un día mi hija Lauren dijo: "Espero que nunca llegue a ser adulta y casarme y ser tan desdichada como tú." Quedé atónita de que ella dijera tal cosa, pues yo siempre había desempeñado el papel de esposa perfecta.

"¿Qué quieres decir?" le pregunté.

Me contestó: "Pues bien, siempre te estás quejando." Yo sabía que no era cierto, y así se lo dije. "A lo mejor piensas que no te estás quejando," dijo ella, "pero todo el tiempo que estás lavando platos te estás diciendo a ti misma que detestas lavar los platos, cómo papá siempre está atrasado, y cómo fuiste hecha para mejores cosas que eso."

No podía creer que yo hubiera dicho alguna vez tales cosas, pero pronto me di cuenta de que rezongaba por toda la casa en todo lo que hacía. Aunque las presiones de nuestros hijos habían aflojado, yo seguía deprimida. Trataba de ser el alma de la fiesta fuera de casa, pero dentro de ella mis hijos me veían como una mujer amargada, enojada y quejumbrosa. Comencé a pedirle a Dios en oración que cambiara mi actitud y me enseñara mis defectos. Cuando estuve dispuesta, Él pudo hacerlo.

Al empezar a aplicar las verdades bíblicas que estaba aprendiendo, llegué a estar más consciente de mis aspectos de necesidad. Definitivamente era creyente. La Biblia ya no estaba llena de tonterías, y estaba segura que Dios podía cambiar mis actitudes negativas a positivas. Pero ¿cómo?

Me había acostumbrado a mi depresión. Renuncié a mis actividades sociales y cívicas, me alejé de muchas amistades y me resigné a nunca tener otro hijo. Me aseguré de esto haciéndome un histerectomía. Cuando acepté el hecho de que la vida buena me había pasado por alto, fue más fácil quedarme sentada en mi depresión comprensible que hacer algo al respecto.

Pero mi vida podía ser mejor. Me había entregado a mi Señor, y sabía que ya no estaba sola, pero ¿estaba dispuesta a dar el gran paso de fe? ¿Quería en realidad cambiar? Decidí que lo quería.

Mi esposo había quedado profundamente lastimado por no haber podido producir hijos normales y se había hallado un escape en su trabajo. Mientras estaba completamente atareado, no tenía que pensar en sus problemas. Sólo cuando venía a casa, a la cuna vacía, lo abrumaba la aflicción. Vi muy poco de Fred en estos tiempos de problemas. Yo estaba en realidad sola. Cuando esporádicamente cenaba con él, comencé a preguntarle qué pensaba en cuanto a la adopción. No le atraía la idea de tener el bebé de otro, pero convino en solicitarlo si eso me hacía feliz. Yo deseaba un cambio y mi petición recibió respuesta: un niño inteligente y sano de tres meses: un nuevo Freddie. Aunque un nuevo bebé no garantiza la felicidad, Freddie representaba mi primer paso tangible hacia la recuperación.

Conforme quitaba mis ojos de mí misma y seguía con la vida, mi esposo se dio cuenta de la diferencia en mí. Estuvo dispuesto a dar un nuevo paso. Empezamos a asistir a una iglesia en la que el pastor enseñaba la Biblia, y pronto Fred le entregó su vida al Señor. Cuando estuvimos dispuestos a cambiar, Dios pudo obrar en nuestros corazones. Cuando estamos dispuestas, ¡Él puede!

¿Dónde está usted en estos momentos? ¿Está listo para dejar a un lado su depresión, su ira, su amargura, su egoísmo, su vieja bata de baño que ha sido suya tanto tiempo? ¿O va a agarrarse fuertemente a sus problemas con la esperanza de que el mundo cambie?

Una encantadora dama llamada Beverly vino a verme un día con un problema. Estaba deprimida porque ella y su esposo habían estado casados tres veces y su relación presente estaba en graves problemas. Uno de los síntomas era que Bob se enojaba cada vez que buscaba calcetines en su cómoda y no los hallaba. Todas las mañanas bajaba enfurecido las gradas, atravesaba la casa hasta la secadora y sacaba un par. Ya que ella lavaba los calcetines negros junto con las camisas blancas, las camisas estaban grises y los calcetines llenos de pelusa blanca. A ella le importaba un pepino la ropa sucia, pero Bob se vestía ordenada, meticulosa y melancólicamente, y explotaba cada vez que veía las condiciones de sus calcetines.

Uno no tiene que ser un genio para hallar la solución a este problema. Le di a Beverly una respuesta sencilla. Sin embargo, cuando le pregunté si estaba dispuesta a lavar los calcetines de su esposo y las camisas separadas y ponerlas en sus cajones respectivos, ella dijo que no.

Le pregunté si estaba dispuesta a estar dispuesta y ella dijo que no.

Traté nuevamente: "¿Estás dispuesta a estar dispuesta a estar dispuesta?"

Sonriendo me dijo: "De acuerdo, acepto las tres dispuestas."

Le di el versículo de Filipenses 2:13: "pues Dios es quien produce en ustedes tanto el querer como el hacer para que se cumpla su buena voluntad" (NVI).

"¿Es el propósito de Dios que conserves este tercer matrimonio?" le pregunté. Ella convino en que así era. "Entonces Él te hará estar dispuesta," le dije. Le sugerí que se memorizara ese versículo y lo aplicara a su vida.

Cuando regresó la semana siguiente, me dijo: "Me faltan todavía dos dispuestas." ¡La tercera semana en realidad estaba dispuesta! Había lavado los calcetines aparte, los había emparejado y los había llevado hasta las gradas. Su esposo, entusiasmado que ella las había llevado hasta allí, convino en llevarlas a los cajones. La siguiente semana él estuvo dispuesto a asistir a nuestro estudio bíblico para parejas y se quedó para recibir asesoramiento. Los dos estaban dispuestos a resolver el resto de sus diferencias. Fred condujo a Bob al Señor y ellos comenzaron una vida nueva como creyentes que en realidad creen.

¿Y usted? ¿Está dispuesto? ¿En realidad desea un cambio en cualquiera que sea el problema en que esté metido? ¿Por qué no memoriza Filipenses 2:13 y cree que Dios está siempre, no de vez en cuando al tener ganas, sino siempre, ¡obrando en *usted!* Él está allí con usted, ayudándolo y haciéndole estar dispuesto. Él quiere que usted esté dispuesto, que desee lo mejor de lo mejor. Él quiere que usted pueda obedecer su propósito bueno. Él lo capacitará para que pueda hacer su voluntad. ¿Es la voluntad de Dios que usted esté deprimido o alegre? ¿Enojado o agradable? ¿Amargado o amante? ¿Le permitirá que lo haga estar dispuesto?

5. Resuelva su culpa.

Muchos psiquiatras piensan que una conciencia culpable se sienta a la raíz de toda depresión. Debido a que nos sentimos culpables, nunca podemos ser completamente libres. Cuando la nubecita oscura de culpa anda con nosotros, no podemos ver el resquicio de luz. Aunque por lo general se acepta que la culpabilidad es un problema serio, no se ha inventado una cura sencilla para ella. Las píldoras de la felicidad tal vez nos alientan por un momento, pero cuando no tomamos una dosis, la culpabilidad regresa.

¿Hay alguna manera espiritual de resolver la culpabilidad? Sí, la hay; y la he usado. Primero, debemos dividir nuestra culpabilidad en dos categorías: justificada e innecesaria. Al leer esto en este momento pídale a Dios que traiga a la mente las cosas por las cuales usted se siente culpable y anótelas. Siga escribiendo hasta que no pueda pensar en más. Ahora revise la lista. Después de cada asunto pregúntese: "¿Me siento culpable por esto porque en realidad soy culpable?

¿Tienen justificación mis emociones? ¿En realidad he hecho algo malo?" Donde la respuesta sea "sí," ponga una marca.

Ahora tratemos con su culpa justificada. ¿Tiene algunas cosas como éstas en su lista? *Me siento culpable porque:*

No le escribo a mi madre.

No visito a mis suegros.

No le hablo a Pepe en la oficina.

Estoy en un enredo amoroso con el director del coro.

Sin duda sus culpas son más creativas, pero consideremos éstas.

No le escribo a mi madre. Esto causó una culpa justificada en mi vida. Cuando mi madre tenía 80 años, vivía sola en Massachussets. Yo estaba en California, un hermano vivía en Dallas y el otro en el Japón. Cuando pensaba en lo duro que ella trabajó para darnos una educación, me di cuenta de que ella sacrificó una buena porción de su vida por nosotros. ¿Era pedir demasiado que le escribiéramos?

Cuando analicé esta culpa, tuvo que confesar que era culpable. Tan pronto como encontramos una culpa justificada, debemos actuar para eliminarla. ¿Qué hice? Comencé a escribir a mi madre por lo menos una vez a la semana y le enviaba postales de dondequiera que yo iba.

No visito a mis suegros. Agradecidamente, esto no era un problema para mí. Un día estaba asesorando a Carolyn en cuanto a su depresión. En cierto momento ella dijo: "Me siento un poco culpable en cuanto a mis suegros. Simplemente no les voy a visitar. Todo lo que hacen es quejarse. Además, son groseros y ofensivos." Su culpabilidad era justificada, pero siendo que ella siempre les había echado a ellos la culpa de su comportamiento poco deseable, nunca había enfrentado el hecho de que podía estar equivocada. Pero la culpa seguía.

La Biblia dice que cuando nos casamos debemos dejar padre y madre y unirnos a nuestra cónyuge (Génesis 2:24).

No debemos permitir que nuestros padres o suegros manejen nuestras vidas; sin embargo, debemos tratarlos con respeto. Debemos mantenernos en contacto y visitarlos cuando sea posible, independientemente de sus actitudes o respuestas a nosotros. No les vamos a visitar porque sean encantadores (lo cual esperamos), sino porque se nos ordena que honremos a padre y madre (Deuteronomio 5:16). La Biblia no dice: "Trátalos bien si se lo merecen."

Dios nos considera responsables sólo por nuestras propias acciones, no las de otros. Una vez que entendí esta verdad, mi vida cristiana dio un paso gigantesco hacia adelante. Siempre y cuando yo esté haciendo lo que es debido, no tengo que preocuparme si la respuesta es entusiasta o no.

La primera pregunta que el abuelo de Fred nos hacía cuando íbamos a visitarlo era: "¿Cuánto tiempo se van a quedar?" Si nuestra respuesta era dos horas o dos semanas, su respuesta refunfuñante siempre era la misma: "¿Eso es todo?"

Esa bienvenida podía desanimar a cualquiera, pero su actitud no era nuestro problema. No estábamos allí para recibir crédito o alabanzas. Una vez que pusimos esta perspectiva en nuestras mentes, disfrutamos más nuestro tiempo. No nos ofendimos y él parecía más tranquilo. Cuando le aceptamos tal y como era, le gustamos más.

¿Tiene usted problemas de suegros? Siéntese con su cónyuge y tracen un plan. ¿Qué tan a menudo van a visitar a cada familia? ¿Qué días festivos van a ir a estar con ellos? ¿Cuándo les van a invitar a cenar?

Hagan un arreglo equitativo y luego apéguense a ello, sea cual sea la reacción de ellos. Ellos pueden fingir infartos o amenacen con que se van a morir, pero si ustedes son justos, no tengan miedo a ser firme. Conozco a una pareja que fueron aplazando su boda por cinco años porque cada vez que anunciaban la fecha, la madre de la novia acababa en el hospital. Finalmente anunciaron que se iban a casar aunque la madre estuviera en el hospital. Valientemente siguieron con sus planes, y la madre se asomó en la boda en buena salud. Si usted se siente culpable por la forma en que trata a sus suegros, analice su culpa. Si es justificada, corríjala. Honre a padre y madre a pesar de las reacciones o personalidades de ellos, y Dios bendecirá su obediencia.

No hablo a Pepe en la oficina. Y con razón: Pepe me hizo una sucia jugarreta y no le he hablado desde entonces. ¡Qué manera perfecta de mantener la nube negra flotando encima en la oficina! Usted y Pepe evitan cruzarse y las secretarias escogen lados. Este mismo problema ocurrió en la base aérea donde enseñé un estudio bíblico por muchos años.

Un día estaba hablando acerca de la culpa y el perdón y me referí a Mateo 5:23–24: "Por tanto, si traes tu ofrenda al altar, y allí te acuerdas de que tu hermano tiene algo contra ti, deja allí tu ofrenda delante del altar, y anda, reconcíliate primero con tu hermano, y entonces ven y presenta tu ofrenda." Expliqué que era posible estar sentado en un estudio bíblico dándole a Dios nuestra atención y sin embargo guardar rencor en contra de alguien o saber que alguien está enfadado con nosotros. Según este versículo, Dios no quiere nuestra ofrenda mientras no hayamos arreglado nuestras relaciones humanas.

Tan pronto como la clase terminó, Rod salió disparado. Cuando terminé de despedirme de los demás él había vuelto. "Hice exactamente lo que usted dijo. Había estado enojado con Pepe por meses, así que fui directamente a nuestra oficina y le dije que lamentaba no haberle hablado. Él se sorprendió y dijo que lamentaba lo que él había hecho. Ya me siento mejor."

Tal vez usted está deprimido por una culpa respecto a la cual usted sabe que puede hacer algo. Revise su lista y actúe.

Estoy en un enredo amoroso con el director del coro. Escogí esta línea porque he conocido a muchas mujeres encantadoras en la iglesia que confiesan que están teniendo amoríos con algún líder del rebaño y se preguntan por qué se sienten culpables. Dios nos equipó con una conciencia para mantenernos fuera de peligro. Cuando sentimos que estamos dirigiéndonos a aguas peligrosas, nuestra conciencia comienza a retorcerse. Sin embargo, si racionalizamos la tentación lo suficiente, podemos justificarla. "Si tuvieras un esposo como el mío también buscarías un amorío." Una vez que nos metemos a sabiendas en una situación que sabemos que es equivocada, la culpa también se mete, y la depresión le sigue.

Hallé una buena regla práctica que enseñé a mis hijos acerca de la tentación: "Si dudas, ¡no lo hagas!"

Una mujer deprimida me llamó al cuarto de mi hotel en San Francisco y dijo que necesitaba hablar conmigo. Me reuní con ella para desayunar, y mientras yo comía los huevos revueltos, ella me relató un cuento de intriga. Todo comenzó en el ensayo del coro. Se había enamorado del director. Aunque ambos estaban casados, ella quedó intrigada por el aspecto de él. "No hace daño mirar," dijo. Se ofreció a repartir los himnarios y él le agradeció dándole una palmadita en el hombro. Ella lo interpretó como un acto seductor y se sentó junto a él cuando el coro salió a tomar café. Ella cobró un interés apasionado por cantar y pidió ayuda adicional. Una noche cuando estaban solos en el salón del coro una llave sonó en la puerta del frente y los dos se agazaparon detrás del órgano.

"Apretada con él en un rincón estrecho fue el momento más emocionante de mi vida," dijo. "Ahí fue cuando todo comenzó."

No fue allí, por supuesto, cuando todo comenzó, pero con certeza se intensificó desde allí. Allí tenemos a una mujer buena, con buenas intenciones, y que sabía mejor que eso, pero que se enredó en una situación escandalosa y se sentía culpable. Esto era una culpa justificada que había que resolver.

El primer paso era dejar de cantar, por lo menos en ese coro, y cambiar de iglesias. Ella tenía que dejar de ver al director del coro, y poner su corazón en su esposo.

Si está jugando con fósforos a lo mejor enciende un incendio, y cuando los bomberos lo pesquen con las manos en la masa, usted se sentirá culpable.

Cuando dudes, ¡no lo hagas!

Revise su lista una vez más. ¿Cuántas de sus culpas son justificables? ¿Está dispuesto a hacer algo sobre ellas?

Mi amiga Betty Wright me escribió su sugerencia:

Si usted tiene un sentido profundo de culpabilidad, haga una lista de toda la gente a la que piensa que ha hecho mal, sin que importe cuánto tiempo atrás en su vida o por insignificante que parezca. Si se siente culpable por ello, es importante librarse de la culpa. Ore por su lista. Pídale a Dios que le haga acuerdo de cualquiera que haya dejado fuera. Pídale a Dios que le perdone por cada mal. Comience a buscar el perdón de cada individuo al que hizo mal. Si es un ser querido, pariente o familia, una llamada por teléfono es excelente. De otra manera, dígale al Señor que quiere pedir a estas personas que le perdonen, y créame, Él la pondrá en contacto con ellos. No llame ni escriba a los que el asunto pudiera avergonzar o crear problemas. Recuerde, está tratando de librarse usted mismo de la culpabilidad, y no de añadir más.

¿Y qué de las culpas que sobran? Probablemente estas son culpas innecesarias que fueron puestas allí por otras personas que parecen haberlo hecho con buena intención, pero que disfrutan al verla marchitarse y arrastrarse. Una

amiga mía es un ejemplo perfecto de una persona doble-
gada por una culpa innecesaria. Bobbie sufrió un accidente
trágico hace unos años. Su recuperación ha sido difícil, y ha
sido estorbado por el consejo constante de sus amigas de la
iglesia. "Si fueras en realidad espiritual, te esforzarías por
venir a los estudios bíblicos, donde podemos ayudarte." "Si
en verdad quisieras a tu hija, la llevarías al ensayo del coro."
"Si fueras una buena madre, contestarías el teléfono del
negocio de tu esposo y le ahorrarías el dinero que le paga a
la secretaria. En verdad, después de haber visto la figura de
ella, pienso que eres una necia al dejarla con ese empleo."

Esta sugerencias caritativas amontonaban sobre Bobbie
culpa innecesaria. En momentos cuando necesitaba aliento
emocional, sus amigas estaban atizando su culpabilidad.

No hay nada que podamos hacer para cambiar el comportamiento de nuestros amigos, pero sí podemos lidiar de
una manera espiritual con la culpa innecesaria. Cuando
alguien trate de hacerle sentir culpable, agradézcale por la
sugerencia y dígale que la va a considerar seriamente. Si
tiene mérito, piense en el asunto; si no lo tiene, pídale al
Señor que rápidamente borre de usted hasta el recuerdo de
tal sugerencia.

Cuando Bobbie me contó de las amigos y parientes que
le habían dicho que debería estar ayudando en el negocio,
le pregunté: "¿Quiere tu esposo que trabajes para él?"

Ella dijo: "Cuando le dije lo que dijeron él se rio. Me dijo
que no me dejaría ir a trabajar aunque yo pudiera hacerlo."
Bobbie descartó la sugerencia de sus amigas, aceptó la
respuesta de su esposo, e incluso halló que la "secretaria
vampiresa" era una cliente a la que una amiga había tomado
por secretaria. En el proceso Bobbie eliminó la culpa innecesaria y la ansiedad que perjudicaba su recuperación.

¿Cuánta de su culpa es innecesaria? ¿Otras personas esperan más de usted de lo que pueda manejar? ¿La presionan a

cargos para los cuales no tiene tiempo? ¿Está la gente juzgándola de acuerdo a sus propias normas estrechas?

No es posible complacer a todo el mundo. Todo lo que uno puede hacer es hacer lo mejor que le es posible, de acuerdo a las circunstancias, y no preocuparse por lo que la gente piensa. Pídale al Señor en este mismo momento que elimine toda la culpa que otros le han echado encima.

Dios no quiere que carguemos con culpa innecesaria, y promete aliviarnos cuando se lo pedimos. Hebreos 10:22–23 declara: "acerquémonos con corazón sincero, en plena certidumbre de fe, purificados los corazones de mala conciencia, y lavados los cuerpos con agua pura. Mantengamos firme, sin fluctuar, la profesión de nuestra esperanza, porque fiel es el que prometió."

Después que le entregué mi vida al Señor y deseé alivio de mi depresión, todavía me aferraba a la culpa innecesaria. No sabía cómo rotularla y no tenía a nadie que me ayudara a descubrir mi problema. Los parientes me decían que probablemente alguna persona que cuidaba a mi primer hijo, Freddie, lo dejó caer mientras yo había salido a divertirme. Los cristianos solemnemente declaraban: "Dios te está castigando por tus pecados." (Esta afirmación garantiza hundir a una persona varios pasos más en la depresión.) Algunos amigos no podían imaginarse cómo podíamos internar a nuestros hijos y olvidarnos de ellos. Otros decían que si en realidad fuera una buena madre, dedicaría mi vida a cuidar a Larry. Cuando uno ya está en estado de desesperación, ninguno de estos comentarios hacen mucho para animarle. Gracias a Dios, el Señor me mostró cómo lidiar con mi culpa: "¿Hay alguna validez en esa declaración? ¿Estás haciendo lo mejor que puedes en cuanto a tu problema? Entonces entrégame la culpa y deja de preocuparte por la gente."

Revisé mi lista. A Freddie no lo había hecho caer de cabeza: él y Larry tenían un daño genético en el cerebro.

No tenía nada que ver con que yo fuera una madre descuidada y no servía de nada que yo siguiera cargando con ese peso.

Dios no nos inflige daños para darnos un mal rato; pero sí utiliza nuestros problemas para desarrollar nuestro carácter, y por la pérdida de mis hijos me di cuenta de mi necesidad por una relación espiritual. No había logrado rescatar a mis dos hijos con mi propio poder y me entregué al Señor. De cualquier pecado que yo pudiera haber sido culpable, Él me había perdonado.

¿Cómo podíamos internar a nuestros hijos? ¿Cómo podríamos darnos el lujo de no hacerlo? Cada niño estaba más allá de toda curación o esperanza, cada uno estaba demasiado enfermo para reconocer a su propia madre, y cada uno necesitaba cuidado de enfermera las 24 horas. Cada uno tenía convulsiones continuas y chillaba día y noche. ¿Deberíamos haberlos mantenido en casa y arruinado la vida de nuestras dos hijas normales? ¿Deberíamos haber tenido que oír sus llantos continuos y conformarnos con una vida de lobreguez y desesperación? Fred y yo conversamos en cuanto a nuestra decisión y sentimos que tomamos la decisión correcta. ¿Por qué ahora, después de tantos años, gente que nunca ha estado en mis zapatos tiene que hacerme sentir culpable?

Sin siquiera saber lo que estaba haciendo, le entregué al Señor mis culpas innecesarias y Él las quitó. Es más, me ha usado para ayudar a otras personas y nunca, ni siquiera una vez, me ha condenado a mí ni a ellas. Él cumplió una promesa que yo ni siquiera sabía que había hecho. Antes de avanzar más, asegúrese de revisar esa colcha de retazos de culpa que está tapando su felicidad. Luego pídale al Señor que la doble y la ponga en algún armario distante. Crea en Él cuando dice que ya han desaparecido. No se ponga a buscarlos de nuevo. Son propiedad del Señor, y tenemos la promesa de Hebreos 9:14 de que Él limpiará nuestras conciencias. No pase ni un solo momento más con culpa innecesaria cuando hay disponibles compañeros alegres.

6. Confiese su depresión.

La palabra *confesión* significa "reconocer o admitir una falta o un problema." La Biblia llama pecados a algunos de estos problemas o faltas, y nos dice que Dios ya los sabe. Lo único que tenemos que hacer es convenir con Él. Él no nos dice que porque tenemos faltas, depresiones o pecados, somos gente podrida con vidas sin esperanza. Más bien, cuando estamos dispuestas a admitir que tenemos un problema, Él nos perdona y borra nuestra carga. ¡Ningún ser humano puede hacer esto por nosotros! Yo puedo confesarle a alguna amiga y ella a lo mejor me compadece, pero sólo el Señor Jesús puede quitar el dolor.

Cuando mis problemas me abrumaban, mis amigas trataban de animarme, pero siendo que nadie podía restaurar a mis hijos, nada que ellas hicieron restauró mi alegría. Un día leí 1 Juan 1:9–10: "Si confesamos nuestros pecados, él es fiel y justo para perdonar nuestros pecados, y limpiarnos de toda maldad. Si decimos que no hemos pecado, le hacemos a él mentiroso, y su palabra no está en nosotros."

Al pensar en estas palabras me di cuenta de que yo había llevado mi depresión demasiado tiempo. No había pensado que había pecado porque las circunstancias estaban fuera de mi control, pero ahora me daba cuenta que estaba equivocada al dejar que las circunstancias malas me convirtieran en una madre afligida y una esposa llorona. Llegué a entender que yo no era responsable por mi situación, pero sí era responsable por mis reacciones a ella. Me sentía incómoda por la palabra *pecado*. Pensaba que se aplicaba sólo a ladrones de banco y fornicarios flagrantes, y yo no era ni lo uno ni lo otro. Sin embargo, encontré que la

Biblia llama pecado a todo lo que no está de acuerdo a la voluntad de Dios en propósito, pensamiento y acción. Pude ver que no era la voluntad de Dios para mí que yo estuviera sufriendo constantemente por la pérdida de mis dos hijos, que lastimara a mis dos hijas con mis llantos, o que estuviera tan lúgubre como que mi esposo no quisiera venir a casa. Acepté el versículo 10, que dice que si rehuso creer que he pecado, estaba haciendo a Dios mentiroso. Una vez que estuve dispuesta a aceptar lo que Dios dice en su Palabra, Él pudo tratar conmigo.

Confesé, admití y convine en que mi depresión era pecado, algo que no estaba en acuerdo con la voluntad de Dios para mi vida. Entonces le pedí a Dios que me perdonara por haber estado lóbrega e improductiva por tanto tiempo y le pedí que limpiara todas mis cualidades negativas.

Cuando por primera vez en mi vida reconocí que mi depresión no era un rasgo natural sino un pecado, Dios me quitó mis cargas. No cambió mis circunstancias, sino que simplemente me hizo capaz de aceptarlas y seguir adelante con nueva dirección. Solamente entonces pude experimentar la liberación de la desesperanza y el enriquecimiento de la felicidad.

¿Ha sido su depresión y culpa una carga por demasiado tiempo? ¿Es posible que usted no está conformándose a la voluntad de Dios y de esta manera está entorpeciendo la acción de Él? Piénselo por un momento. ¿Le gustaría tener alivio y un nuevo comienzo? Dios nos ha dado esta promesa condicional: Si confesamos, Él nos perdona y nos limpia. Si nosotros, ¡entonces Él!

Confiese su depresión, convenga con Dios que está sufriendo, y ¡conozca el poder perdonador y limpiador del Señor en su vida!

capítulo 9

¿Puede una nube oscura tener resquicios de luz?

Antes de eliminar a esas últimas nubes negras, tenemos que asegurarnos de que estamos conectados a la única Fuente que nos puede salvar. Una creencia floja en un Ser supremo no puede cambiar nuestras vidas. Un cargo elevado en la iglesia no puede dar la paz al corazón atribulado. Sólo el amor del Señor Jesucristo viviendo en nosotros puede levantarnos por sobre la murria. En Juan 1:12 se nos asegura que cuando creemos en Jesucristo y le recibimos en nuestras vidas, Él nos da el poder de llegar a ser verdaderos hijos de Dios al instante. Yo necesito ese poder. ¿Y usted?

Para estar seguros de la dirección divina tenemos que entregarnos a Dios, presentarle nuestros cuerpos como sacrificio vivo: "Aquí estoy, Señor; tómame." Tenemos que pedirle a Dios que nos transforme y nos dé un nuevo entendimiento. Tenemos que averiguar su plan para nuestras vidas y aceptar ese plan.

Después tenemos que darnos cuenta de que no estamos solos en nuestros dilemas. Otros han enfrentado pruebas parecidas en el pasado y más las enfrentarán en el futuro, pero Dios es fiel y nos dará el poder para elevarnos por encima de nuestros problemas.

Pero esto pasa solamente cuando deseamos un cambia en nuestras vidas y estamos dispuestos a que el Señor Jesús comience a transformar nuestro entendimiento. Jesucristo no es impositivo ni se mete a la fuerza, ni siquiera para nuestro propio bien, mientras no lo invitamos.

Tenemos que lidiar con nuestras culpas, corregir las que son justificadas y dejar las que nos interrumpen nuestra compañía con nuestro Señor. Jesús dijo: "Vengan a mí todos ustedes que están cansados de sus trabajos y cargas, y yo los haré descansar" (Mateo 11:28, VP). Podemos regocijarnos en la seguridad de que cuando le confesamos al Señor nuestras culpas, depresiones, problemas y pecados, Él en realidad nos perdona y nos limpia.

Si usted ha seguido estos primeros seis pasos hacia la seguridad espiritual que se mencionaron en el capítulo previo, los siguientes retos le proveerán emocionantes oportunidades para crecer.

OLVIDE EL PASADO

¿Sabía que como creyentes consagrados podemos olvidar el pasado? Yo necesito algo de ayuda para olvidar. Todos los días veía la imagen de mi Freddie en su diminuto ataúd. El llanto de un nene me daba escalofríos y las convulsiones se apoderaban de mí. Un paseo al campo me recordaba el viaje por las montañas de Connecticut para depositar a un bebé vendado en los brazos de una enfermera desconocida. Ver a una madre que empujaba el coche de un niño retardado me enfermaba.

¿Puede una nube oscura tener resquicios de luz?

Es verdad que el tiempo cura muchas heridas, pero hay una manera más rápida. Pablo nos dice en Filipenses 3:13: "lo que sí hago es olvidarme de lo que queda atrás y esforzarme por alcanzar lo que está delante" (VP). Pablo tenía mucho que olvidar. A mí nunca me han azotado, ni he naufragado, ni me han encadenado en una cárcel, pero Pablo sí sufrió todo eso. Él no perdió a dos hijos, pero yo sí. Cualquiera que sea nuestro problema, es peor porque es nuestro.

Cuando leo que Pablo se propuso olvidar el pasado, me pregunto si yo debería proponerme lo mismo. ¿Debe una buena madre olvidar a sus hijos? ¿Debería quitar mi mirada del pasado? Al orar sobre estas preguntas, el Señor me consoló. Me mostró que no había absolutamente nada que yo podía hacer por mi hijo muerto y casi nada por Larry. Me mostró que darle vueltas mentalmente al pasado me impedía seguir a mi futuro. Me mostró que mi esposo tenía razón al no dejarme ir a visitar a mi hijo. Puesto que no podía hacer nada para ayudarlo, verlo sólo me iba a mantener deprimida. Me mostró que debía olvidar mi pasado, descartar toda la amargura que había crecido como mala hierba y comenzar a ser una madre alegre a los tres hijos que desesperadamente necesitaban mi atención. Una vez que me di cuenta de que estaba bien bíblicamente olvidar el pasado y avanzar al futuro, mi culpa se levantó.

Cuando hablo de este principio efectivo de olvidar el pasado, muchas mujeres me cuentan su pasado. Phyllis me contó su pasado, ¡que era un pasado para terminar con todos los pasados! Tanto su padre como su madre habían sido alcohólicos. Mientras la madre observaba, su padre le había dado una paliza y la había ultrajado sexualmente. Para escapar ir a la cárcel, la familia se mudaba frecuentemente, y Phyllis rara vez asistió a la escuela más que unos meses seguidos. Seis meses antes de que contara esta historia, su madre había apuñalado a su padre hasta matarlo y después se suicidó. La policía había arrestado a su hermana bajo cargos de drogas y su hermano se había convertido en homosexual a consecuencia de haber dormido toda su vida con su abuelo. Phyllis se casó con un hombre que apostaba y se emborrachaba. Lo dejó para irse a vivir con una amiga cuyo esposo más adelante trató de violarla. Para cuando Phyllis terminó de contarme los detalles de este drama terrible y me había dicho que iba a suicidarse, ¡yo estaba lista para acompañarla!

¿Qué se puede decirle a una joven con un pasado como ése? No hay manera humana de olvidar un trasfondo tan sórdido, pero con Dios todas las cosas son posibles. Sin saberlo, Phyllis dio el primer paso positivo al mudarse fuera de la ciudad donde sucedieron todos esos traumas. Establecimos primero el hecho de que el propósito más importante en su vida era olvidar el pasado, y después buscamos una nueva amiga para que orara con ella por este milagro tan necesitado. Ella ya tenía un trabajo, así que establecimos algunas metas externas y planes para elevar su imagen propia. Siendo creyente cristiana, Phyllis ya tiene el poder disponible para elevarla por encima de un pasado que no se puede olvidar.

¿Tiene algo en su mente que debería desechar? ¿Es una historia enfermiza lo que le impide cumplir su futuro? ¿Ha hecho una lista de los daños que la gente le ha lanzado? Haga su propósito singular olvidar lo que está atrás y extenderse a lo que está adelante, y Dios le premiará.

PIDA UN RESQUICIO DE LUZ

Una vez que desechamos el caos del pasado, tenemos espacio disponible para pensar creativamente. Es un principio de física que dos cosas no pueden ocupar un mismo lugar al mismo tiempo. Esto también se aplica a nuestra mente. Recuerde también que la felicidad surge de circunstancias buenas, pero el gozo viene de Jesús. ¿Por qué estamos deprimidas? El mismo Señor contesta esta pregunta en Juan 16:24: "Hasta ahora, ustedes no han pedido nada en mi nombre; pidan y recibirán, para que su alegría sea completa" (VP).

¿Le ha pedido a Jesús gozo directa y claramente, y estando dispuesto? Si no lo ha hecho, y no tiene gozo, Jesús dice que es porque no se lo ha pedido.

Cuando llegué a ser creyente, nacida de nuevo, no me di cuenta de que había un gozo sobrenatural a mi disposición; me apropié de él cuando hallé este versículo. "Señor," dije, "Tú me has vaciado de las memorias y culpas del pasado que me han acosado. Por favor, llename de tu gozo." Oraba todos los días por gozo, y mi amor anterior a la vida regresó. Pude sonreír otra vez y decir por primera vez en años: "Este es el día que hizo Jehová; Nos gozaremos y alegraremos en él" (Salmo 118:24). Todos tenemos problemas, pero no tenemos que estar deprimidos por mucho tiempo. Podemos afligirnos por un tiempo apropiado por tristezas genuinas, pero no nos debemos darnos por vencidos en cuanto a la vida. El Salmo 30 describe la depresión de David como estando en un abismo. ¿Ha estado alguna vez allá abajo con él? Pero note lo que este rey desanimado hizo. David clamó hacia Dios: "me has exaltado ... me sanaste. ... hiciste subir mi alma del Seol; me diste vida ... Has cambiado mi lamento en baile; desataste mi cilicio, y me ceñiste de alegría." El versículo 5 dice: "Por la noche durará el lloro, y a la mañana vendrá la alegría."

¡Cuánto me han bendecido estos versículos! Puedo estar llorando esta noche, pero cuando pido alegría, es mía a la mañana.

¿Se levanta usted lleno de temor? ¿Acaso la ansiedad hace que su frazada pese como plomo? ¿Está demasiado deprimido como para levantarse? Nehemías 8:10 dice: "el gozo de Jehová es vuestra fuerza." ¿Por qué no pedirlo? A lo mejor usted estaba llorando ahora, pero "a la mañana vendrá la alegría."

No deje que su nube oscura siga flotando sobre la cabeza. Pídale a Dios un resquicio de luz.

Estudie la Palabra de Dios

Al estudiar la Biblia buscando palabras de gozo, Jeremías 15:16 me animó: "Fueron halladas tus palabras, y yo las comí; y tu palabra me fue por gozo y por alegría de mi corazón; porque tu nombre se invocó sobre mí ..." Jeremías era creyente, e invocaba el nombre de Dios y buscaba contentamiento. Lo que encontró fueron las palabras de Dios. Él no solamente les echó un vistazo, ni las guardó hasta cuando tuviera tiempo; las comió. Jeremías puso las palabras de Dios dentro de sí y la digestión de ellas le produjo gozo.

Si viéramos nuestra depresión como una cuenta de banco sobregirada, los pasos anteriores nos hubieran llevado a cero. Hubiéramos ido de la columna negativa al punto del balance. Una vez que decidimos que necesitamos un cambio, estamos en camino. Cuando estamos dispuestos a enfrentar nuestra depresión como pecado y le confesamos a Dios este pecado, damos un paso gigantesco. Una vez que olvidamos el pasado, progresamos mucho; y cuando le pedimos a Dios que nos dé gozo y lo hace, vamos adelante.

Ahora que hemos llegado a cero, tenemos que poner algunas reservas en el banco para que no sobregirarnos otra vez. ¿A dónde va el creyente para conseguir reservas? ¿En qué puede respaldarse? ¿Cómo puede mantener la cuenta llena? Jeremías acudió a las palabras de Dios y ellas le dieron gozo.

Hay una provisión inagotable de tesoros en la Biblia, pero tenemos que minar las pepitas de oro por cuenta propia. La Biblia no va a salir corriendo tras de nosotros;

tenemos que buscar para encontrar. Podemos oír a buenos maestros y oír un sermón a la semana, pero solamente cuando estudiamos por cuenta propia es cuando comenzamos a almacenar verdades y versículos que nos ayudarán en el presente y en el futuro. "En mi corazón he guardado tus dichos, para no pecar contra ti" (Salmo 119:11).

Cuando comencé a estudiar la Biblia con ahinco, Dios comenzó a hablarme de una manera personal. Muy pronto comencé a enseñar a otros lo poco que sabía, y entonces hurgué un poco más hondo para estar delante de la clase. A medida que guardaba la Palabra de Dios en mi corazón, crecí como creyente. Subí de cero y comencé a depositar reservas en mi banco emocional. Ahora, cuando me siento desanimada, sé en donde buscar ayuda antes de que sea demasiado tarde. Tengo una cuenta llena de la cual puedo echar mano, y mis ahorros están seguros.

El Salmo 119:105 dice: "Lámpara es a mis pies tu palabra." Ilumina mi camino. Me hace resplandecer. Me da gozo. Es verdad que meditar en la Palabra de Dios nos da gozo, pero desdichadamente algunas personas deprimidas no quieren ayuda. Hace poco traté con una dama de mi estudio bíblico que me confesó: "No he abierto mi Biblia en más de un mes."

Yo sabía que ella estaba deprimida y le pregunté por qué no estaba leyendo la Biblia.

"Porque," dijo ella, "sé que si estudio la Biblia me curaré de mi depresión."

Ella sabía que estaba deprimida y sabía que la Biblia tenía las respuestas, pero no estaba lista para curarse. Muchos de nosotros nos negamos a estudiar la Palabra de Dios cuando estamos deprimidos porque muy dentro de nosotros no queremos mejorarnos. Sin embargo, la verdadera felicidad y gozo viene de Dios conforme nos habla mediante su Palabra.

Cuando estaba en Fresno, Frances me dijo de su tía que estaba deprimida. Vivía sola, comía muy mal y su salud andaba mala. No le importaba si vivía y simplemente se había metido en la cama esperando morirse. Cuando Frances encontró a su tía en estas condiciones, se la llevó a casa para cuidarla. Todas las mañanas Frances le leía de los Salmos. Al principio su tía parecía que no le oía, pero después de unas semanas comenzó a prestar atención. Más tarde le dijo a Frances: "Fue tu lectura de la Biblia lo que me dio la voluntad para vivir. Mientras oía a David clamar a Dios, yo clamé en mi corazón y Dios me oyó."

Marion, una hermosa muchacha en un grupo de estudio bíblico que yo enseñaba, tenía razón para estar deprimida. Estaba divorciada y su esposo anterior tenía a los hijos. Ella tenía que trabajar duro para sostenerse y a menudo estaba sola. Por nuestra clase había llegado a ser creyente y venía fielmente todas las semana. Un día me dio esta nota:

Cuando la depresión se apodera de mí lo que siento es desesperación, soledad y aislamiento. La lástima de mí misma me destroza. A nadie le importó; nada volverá a marchar bien jamás. Si [en la silla] me siento con ese humor el sentimiento empeora. He decidido que no quiero continuar sintiéndome de esta manera. Le digo a Dios que puede tenerlo; que lo tome. El Salmo 23 y otros Salmos siempre ayudan. Al ratito recuerdo cosas que tengo que hacer. Agradezco a Dios y obtengo nueva confianza.

Marion halló que debe comer la Palabra de Dios para alentarse. El gozo del Señor es su fuerza.

¿Cuánto tiempo a la semana pasa usted en estudio bíblico personal? Es excelente estar en grupos de estudio; es aun mejor asistir a retiros de fin de semana; pero mientras usted no se sienta a solas con la Palabra de Dios ante los ojos, el entusiasmo de mensajes de primera mano del Señor permanecerán siendo un misterio para usted.

Escriba sus sentimientos

"¿Sabe lo que hago cuando me deprimo? Me siento y le escribo al Señor mis sentimientos." Lana había aprendido que escribirlo todo en papel aliviaba su depresión. Una vez que se había expresado abiertamente, se sintió mejor.

Linda me envió una carpeta de poesía que había compuesto durante su depresión, y era hermosa. Cada poema era un clamor pidiendo auxilio, y cada conclusión mostraba la paz que recibió del Señor.

A veces he usado el escribir como purga para mis problemas. Una vez cuando estábamos en problemas financieros profundos y no podía ver alguna salida, les escribí una carta a mis hijos para explicarles nuestra situación. Mientras escribía, versículos de aliento venían a mi mente, y para cuando terminé de escribir la carta ya estaba de mejores ánimos. El Señor puede usar una mente abierta y una pluma para curar tanto como crear.

David sabía lo que era la depresión y compuso música y versos para expresar sus sentimientos más profundos. En cada Salmo primero mostró su aflicción y luego expresó su esperanza. ¿Suena David algo parecido a usted?

En el Salmo 77:

Al Señor busqué en el día de mi angustia;
Alzaba a él mis manos de noche, sin descanso;
Mi alma rehusaba consuelo.
Me acordaba de Dios, y me conmovía;
Me quejaba, y desmayaba mi espíritu.
No me dejabas pegar los ojos [insomnio];
Estaba yo quebrantado, y no hablaba.

En el Salmo 55:

Escucha, oh Dios, mi oración,
Y no te escondas de mi súplica. …
Mi corazón está dolorido dentro de mí,
Y terrores de muerte sobre mí han caído.
Temor y temblor vinieron sobre mí,
Y terror me ha cubierto.

En el Salmo 42:

Como el ciervo brama por las corrientes de las aguas,
Así clama por ti, oh Dios, el alma mía.
Mi alma tiene sed de Dios, del Dios vivo; …
Fueron mis lágrimas mi pan de día y de noche …
… derramo mi alma dentro de mí …

¡Qué hermoso cómo David le presentó al Señor su aflicción! ¿Se ha sentado usted solo con papel y pluma? ¿Con un piano? ¿Con una guitarra? ¿Ha tratado de poner sus angustias en palabras y dárselas al Señor?

Después, David siguió con preguntas.

En el Salmo 42:

¿Por qué te abates, oh alma mía,
Y te turbas dentro de mí? …
… ¿por qué te has olvidado de mí?
¿Por qué andaré yo enlutado por la opresión del enemigo?

En el Salmo 77:

¿Desechará el Señor para siempre,
Y no volverá más a sernos propicio?
¿Ha cesado para siempre su misericordia?
¿Se ha acabado perpetuamente su promesa?
¿Ha olvidado Dios el tener misericordia?
¿Ha encerrado con ira sus piedades?

¿Puede una nube oscura tener resquicios de luz?

¿Ha tenido usted alguna vez preguntas como éstas? *¿Ha cesado para siempre su misericordia?* Yo sentí todo eso, pero nunca los puse en frases tan eficaces.

Antes de pedirle soluciones a Dios, David canta sus propios deseos. ¿Suenan como los suyos? Salmo 55:6–8 dice:

¡Quién me diese alas como de paloma!
Volaría yo, y descansaría.
Ciertamente huiría lejos;
Moraría en el desierto.
Me apresuraría a escapar
Del viento borrascoso, de la tempestad.

Cuantas mujeres me han dicho: "¡Si tan sólo pudiera huir! ¡Si tan sólo pudiera escapar!" "¡Quién me diese alas como de paloma para poder volar!" La naturaleza humana era la misma para David como la es para nosotros; el mismo Dios que cuidó a David nos está cuidando ahora. ¡Qué consuelo!

Al clamar David a Dios es su desesperación, el Espíritu Santo trajo respuesta a la mente de David. Dios le dio esperanza.

En el Salmo 77:
Me acordaré de las obras de JAH;
Sí, haré yo memoria de tus maravillas antiguas.
Meditaré en todas tus obras,
Y hablaré de tus hechos. . . .
Tú eres el Dios que hace maravillas …

Dios dirigía a David: *Recuerda lo que puedo hacer, David. Piensa en los milagros que ya he realizado en tu vida. Quita los ojos de tus problemas, David, y medita en Mí por un momento. Deja de revisar tus aflicciones con todos los*

que te prestan un oído y proclama lo que Yo he hecho por ti.
Sé agradecido, David; ¡tienes un Dios que hace maravillas!

Si usted toma asiento y le escribe a Dios, Él le responderá como le respondió a David. Tenemos los mismos problemas, el mismo Dios y las mismas soluciones.

En el Salmo 55:
… oraré y clamaré,
Y él oirá mi voz.
El redimirá en paz mi alma de la guerra contra mí …
Pero yo en ti confiaré.

Dios le habló a David: *Cuando oras y clamas, te oigo.*
Cuando confías en Mí, te doy paz. Dios nos da estas mismas condiciones a usted y a mí.

En el Salmo 42:
Pero de día mandará Jehová su misericordia,
Y de noche su cántico estará conmigo …
Espera en Dios; porque aún he de alabarle,
Salvación mía y Dios mío.

Dios le hizo acuerdo a David. *Mi amor está contigo todos los días. Cuando despiertes de noche, cántame, porque siempre estoy aquí. No estás solo. Y lo más importante de todo, David, recuerda que tu esperanza está en mí. Cuando me alabas y confías en Mí, Yo restauraré tu salud mental, ¡e incluso tu cara resplandecerá de alegría!*

En nuestra clase enseñamos una sección sobre "Cómo llevar un diario," que consiste en anotar en papel nuestros pensamientos. No es un diario de sucesos sino derramar nuestros sentimientos, sean buenos o malos. Conforme animamos a las personas a hacer esto, nos sorprenden las cartas de respuesta que recibimos.

¿Por qué no poner sus pensamientos en papel como sea que le vengan a la mente? Preste atención a las respuestas de Dios y anótelas. Converse con otras personas sobre sus ideas y envíeme una copia de lo que Dios ha dicho por medio de usted para que yo pueda usar sus palabras para animar a otros.

ESPERE EN DIOS

Tal vez usted ya perdió sus esperanzas en el dinero; muchos lo han perdido. A lo mejor perdió las esperanzas en el gobierno, las escuelas y la medicina. Tal vez perdió las esperanzas en su familia, amigos y en sí mismo, pero recuerde: la desesperanza es el ingrediente primordial de la depresión. Al escribir esta sección de esperanza hoy, recuerdo a mi hijo Larry. Por sus 19 años de vida nunca creció. Larry no podía ni ver, ni oír ni pensar. Larry no tenía ninguna esperanza. Hubo un tiempo en que mi esperanza de felicidad estaba en Larry, pero ahora Larry está muerto y mi esperanza de felicidad, a pesar de las circunstancias adversas, está en Dios.

La gente nos puede decepcionar; nunca adore a la gente. El dinero puede desaparecer; no ponga su fe en el dinero. Las casas pueden derrumbarse; no convierta sus cortinas en ídolos. Cuando nuestra esperanza está en cosas del mundo y ellas se desploman, rápidamente nos deprimimos. Cuando nuestra esperanza está en Dios, podemos perder nuestras posesiones y aún mantener nuestra cordura.

Otra persona está viviendo en la casa de mis sueños. Ya no tenemos el dinero de que sabíamos disfrutar. Hemos producido dos hijos sin esperanza. Sin embargo, Dios ha bendecido nuestro hogar, nuestro matrimonio y nuestro ministerio porque ponemos nuestra esperanza en Dios. "Tú guardarás en completa paz a aquel cuyo pensamiento en ti persevera; porque en ti ha confiado" (Isaías 26:3).

¿Puede en realidad confiar en el Señor ahora? ¿Están sus pensamientos en usted mismo o en Él? ¿Dios le está guardando en paz perfecta? Usted puede saber que "la paz de Dios, que sobrepasa todo entendimiento, guardará vuestros corazones y vuestros pensamientos en Cristo Jesús" (Filipenses 4:7).

INVENTARIO ESPIRITUAL

Si tiene dudas acerca de si es un creyente consagrado, tome unos momentos para pensarlo. ¿Puede recordar un momento específico cuando recibió al Señor en su vida? ¿Ora a diario pidiendo que el poder del Espíritu Santo obre en su vida? ¿Es la Biblia significante y emocionante para usted? ¿Irradie en usted el amor de la Palabra de Dios? Si no está seguro de su consagración espiritual, siga estos pasos que cambiaron mi vida y eleve con sinceridad estas oraciones breves.

Primero, crea en Jesús. "Señor Jesús, hoy creo en ti y te pido que vengas a mi vida. Concuerdo con Juan 1:12, que cuando creo en ti y te recibo en mi corazón, tú me darás poder y me aceptarás en tu familia. Necesito saber que he sido aceptada por ti y que te pertenezco. Gracias por cumplir tu palabra. Amén."

Segundo, entréguese. "Señor Jesús, me entrego a ti. No he hecho conmigo misma lo bien que esperaba. Estoy descontento y desdichado. Voy a seguir Romanos 12:1–2. En este momento te presento mi cuerpo; no solamente mi alma, sino todo mi ser, para que lo uses. Me entrego como sacrificio vivo. Desde ahora en adelante dirígeme y contrólame. Transfórmame en la clase de persona que quieres que sea. Gracias por recibirme. Miro con esperanza a mi nueva vida en Cristo. Amén."

Tercero, no esté solo. "Señor Jesús, a menudo me he sentido solo con mis problemas. No he sabido a dónde acudir, pero en Mateo 28:20 dices que siempre estás conmigo. Quiero tu compañía. Necesito la seguridad de que estás a mi lado. Gracias, Señor, por ser mi Amigo, por levantarme para que pueda aguantar mis cargas. Amén."

Cuarto, desee cambiar. "Señor Jesús, no he estado dispuesta a mejorar. He estado esperando que mis circunstancias cambien para poder ser feliz. Ahora me doy cuenta de que el gozo viene del Señor, y quiero hacer todo lo que puedo para vivir un vida cristiana positiva. Tú nos dices que has venido para que tengamos vida en abundancia, y yo deseo ese cambio. Señor, hazme estar dispuesto a seguir tu dirección para mi vida. Filipenses 2:13 me asegura: 'porque Dios es el que en vosotros produce así el querer como el hacer, por su buena voluntad.' Gracias. Amén."

Quinto, resuelva su culpa. "Señor Jesús, he hecho una lista de mis culpas. He hallado que he hecho muchas cosas erradas y he descuidado mucho que debería haber hecho. Te pido que me muevas en la dirección correcta y que limpies mis culpas. Hallé que estaba cargando culpas innecesarias. Te entrego hoy estas culpas. Tómalas y dame el alivio que necesito. Acepto tu seguridad de que puedo echar sobre Ti todos mis cuidados, porque tú me cuidas (2 Pedro 5:7). Gracias, Jesús. Amén."

Sexto, confiese sus pecados. "Señor Jesús, a ojos del mundo no soy un pecador. Soy una buena persona. Sin embargo, Tú dices que "todos pecaron, y están destituidos de la gloria de Dios (Romanos 3:23). Me dices que "al que sabe hacer lo bueno, y no lo hace, le es pecado (Santiago 4:17). Hay tanto en mi pasado donde yo sabía hacer el bien y no lo hice. Confieso las siguientes fallas y pecados y pido que me perdones de _____

_____.

Gracias por decirme que cuando confieso mis pecados a Ti, Tú me perdonas y me limpias (1 Juan 1:9). Ahora sé que estoy perdonado. Sé que estoy limpio a tu vista. Gracias, Señor. Amén."

Ahora que Cristo le ha perdonado, *olvide el pasado.* "Señor Jesús, estoy agobiado por mis errores pasados. Mis acciones diarias las aplasta el peso de las de ayer. Levanta de mí estas nubes negras, Señor, y hazme olvidar el pasado. Despeja mi mente para que pueda esforzarme hacia delante en tu voluntad. Mi único propósito en la vida es olvidar el pasado y extender a lo que está por delante (Filipenses 3:13). Gracias por poner mi enfoque en la dirección correcta. Amén."

Ahora, *pida el gozo.* "Señor Jesús, Tú no quieres que yo siga deprimido. Aunque mis circunstancias no marchan como yo quisiera, sé que Tú me puedes dar gozo. Tú quieres que yo resplandezca como una luz en el mundo aun en medio de una nación torcida y perversa (Filipenses 2:15). No tengo que esperar hasta que todo se arregle, sino solamente tengo que pedirte gozo, y te lo pido, Señor. Levanta mi depresión y pesimismo y dame tu gozo. Gracias, Señor. Amén."

Estudie la palabra de Dios. "Señor Jesús, sé que no puedo crecer como creyente a menos que coma tu Palabra. Doy de comer a mi cuerpo bien, pero descuido mi espíritu. Te prometo que comenzaré a leer la Biblia. Sé que no puedo ser bueno en ningún asunto mientras no haya estudiado el texto sagrado. Quiero aprender todo lo que tengas que decir. Prometo desear, como un niño recién nacido, "la leche espiritual no adulterada," para que por ella crezca (1 Pedro 2:2). Gracias por proveer mi comida espiritual. Amén."

Escriba sus sentimientos. "Señor Jesús, tengo tantas cosas embotelladas dentro de mí. He reprimido mi ira en contra de los que me han hecho mal. Tengo envidia de aquellos a quienes les va bien. Estoy resentido contra los que me han engañado. Señor, mi mente es un desastre. Si lo escribo todo, ¿me vaciarías de todas estas preocupaciones? Si estoy cargado, ¿me darás descanso? Señor, voy a derramar mi corazón a ti como lo hizo David. Voy a escribir mis sentimientos y dártelos todos a Ti, porque tu yugo es fácil y tu carga ligera (Mateo 11:30). Óyeme, Señor. Amén."

_____

_____

_____

ESPERE EN DIOS

"Señor Jesús, si no fuera por Ti, ya me hubiera dado por vencido. He estado buscando esa bendita esperanza y Tú me la has dado. Si tuviera que depender del mundo seguiría en desesperación, pero me has dado esperanza viva. Oro como David: 'En ti, oh Señor, pongo mi confianza … líbrame pronto, sé tú mi Roca fuerte … sácame de la red … porque tú eres mi fortaleza … pon mis pies sobre una roca grande … estoy en problemas … mis ojos están consumidos de agonía … estoy olvidado como un muerto olvidado … soy como vasija rota … haz que tu rostro brille sobre mí." Gracias por consolarme con las palabras, 'Esfuérzate y él fortalecerá su corazón, todos ustedes que esperan en el Señor.' Amén."

capítulo 10

Cómo vivir con una persona deprimida

ómo podemos ayudar a otros? Espero que a estas alturas ya tengamos un entendimiento básico de lo que es la depresión y una lista de soluciones potenciales. Aunque un poco de conocimiento puede ser peligroso, es mejor tener una comprensión limitada del problema que no comprender nada. Por lo menos tenemos un punto donde comenzar.

Siempre es difícil ayudar al compañero o pariente porque los dos tienen expectativas por causa de su pasado mutuo. La persona angustiada no acoge positivamente el consejo de su pareja y suele ver su buena salud mental como una barrera en contra de la comunicación. Si alguien de su familia está seriamente deprimido, trate de animarle a que busque ayuda fuera del hogar. Pero mientras tanto, siguen unas cuantas sugerencias.

1. Anímele a hablar de sus sentimientos.

Cuando una persona está deprimida, tiene una imagen propia muy baja y una actitud derrotada. Casi todo que usted diga puede exagerar el concepto del problema. Incluso un elogio puede ser tomado de una manera negativa.

Él: Tu pelo se ve hermoso hoy.
Ella: ¿Qué tenía mi pelo de malo ayer?

Comprendiendo la naturaleza susceptible de la persona deprimida, usted debe tratar de animarle a hablar. Esta conversación tal vez no surja fácilmente.

Él: ¿Qué te pasa?
Ella: Nada.
Él: Lo que quiero decir es ¿por qué estás tan callada?
Ella: No estoy callada.
Él: Sé que algo anda mal.
Ella: Nada anda mal. Solamente quiero estar callada.

Con un guión como éste, cualquiera puede perder su compostura, pero la paciencia es imperativa para ayudar a la persona deprimida. Deje el tema y trate de nuevo otro día.

Antes de que Fred dedicara su vida al Señor Jesús, a menudo estaba deprimido. En ese punto yo no sabía nada acerca del tema excepto que no me gustaba su talante. Le preguntaba qué le estaba molestando y él negaba que tuviera algún problema. Casi ni hablaba, y cuando lo hacía era muy cortés. "Por favor, pásame la sal. Muchas gracias." Mientras más deprimido, más cortés.

Después de una semana o dos de esta conversación cortesa pero sin significado, yo estaba lista para gritar: "¿Qué te pasa?" A decir verdad, algunas veces lo hice. A la larga él me decía alguna afirmación ingeniosa que yo había dicho el mes de julio pasado que le había herido.

Entonces yo gritaba: "¿Eso es todo? ¿Por eso has estado como sordomudo por meses?"

Estas preguntas lógicas y cariñosas le devastaban y él se hundía en una depresión peor. Ahora por lo menos sabía lo que le estaba molestando y lo podía explicar a mis amigas, mientras Fred se quedaba sentado como si fuera estatua de Moisés: "¡No van a creer por qué está enojado esta vez!"

¿Le suena parecida esta escena? Tantos hombres y mujeres me han contado historias semejantes. Los que no estamos deprimidos le rogamos a la víctima que nos cuente sus problemas, pero cuando lo hace gritamos sin poder creerlo. Lo condenamos y él decide: *Nunca más le diré nada.* Y lo cumple.

Para ayudar a la persona deprimida necesitamos preguntar repetidamente hasta que responda, y entonces decir: "Lo entiendo. Yo me sentiría de la misma manera en tu posición." Una vez que usted acepte su preocupación como genuina, elimina la barrera y él se atreve a hablar. Mientras conversan, preste atención a indicios genuinos, convenga en que él tiene un problema y exprésele con cariño su esperanza para el futuro.

2. No trate de alegrarle.

Un cónyuge sin experiencia tratará de alegrar a su pareja. "Es un hermoso día. Alegrémonos." "Anímate, querido. Las cosas nunca son tan malas como se ven."

Cuando Fred se deprimía, yo me ponía esperanzadamente entusiasta. "Vamos, Fred. ¡Resplandece como yo!" Mientras más resplandecía yo, más se apagaba él. Finalmente aprendí: Fred se sentía como estando en un hoyo bien profundo, solo e impotente. Cuando yo veía hacia abajo y le echaba encima porras, se convertían en lluvia. Al verme parada por encima de él brincando de alegría, su imagen propia se hundía a cero. Yo no podía ayudar a Fred mientras estuviera a su alrededor corriendo bajo la luz del sol brillante. Tenía que bajar reposadamente al hoyo y unirme a él. Una vez que estábamos al mismo nivel, podíamos empezar a trepar juntos.

"Sé dónde estás, Fred. Estoy contigo. Comprendo tu problema y vamos a conquistarlo juntos."

La persona deprimida necesita amor y comprensión de su pareja, no una porrista.

3. Elimine cualquier presión o preocupación obvia.

Mujeres, cuando su esposo está deprimido, puede ser que tiene problemas insuperables en el negocio. A lo mejor llega a casa agotado y sin esperanza. Lo que menos necesita en ese momento es una arpía chillando con una lista de quejas en mano. Cuando su esposo está bajo presión en el trabajo, trate de darle paz en casa. Deje la cuenta del ortodoncista para mañana. Deje la llave que gotea para otro día.

Hombres, acepten las preocupaciones de sus esposas como reales para ellas aunque ustedes piensen que son tonterías. Oiga hasta el final del resumen de sus calamidades y trate de lidiar con cada calamidad de una manera cariñosa y en orden. Ayúdele a disciplinar a los hijos y nunca diga: "Los hijos son tu problema."

No señale con el dedo: "La mitad de estas cosas no hubieran pasado si me hubieras oído para empezar." Cuando una persona está descorazonada, no necesita un repaso de sus fallas; necesita ayuda.

4. Planeé eventos interesantes.

Puesto que las personas deprimidas a menudo no ven ningún gozo por delante, necesitan poder anticipar un cambio de escena.

Mujeres: Planeen una cena tranquila para los dos cada viernes; hagan saber a su esposo que los hijos no van a estar y que él puede seleccionar el menú. Dele algo tranquilizante que esperar. Cuando todavía estábamos criando a las hijas, Fred a menudo decía: "Puedo soportar las presiones del trabajo toda la semana cuando sé que tú harás agradables mis fines de semana."

Hombres: Piensen en algo que a su esposa le guste hacer, y planéelo. No pregunte si le gustaría irse por unos días; simplemente haga las reservaciones. Un cambio de escenario a menudo puede dar una nueva perspectiva a una depresión antigua.

5. No se queje.

Una manera segura de perpetuar una depresión es señalar cada falla que se pueda encontrar. Dado que la víctima ya siente que no vale nada, las críticas constantes son como un martillo hundiéndola contra el piso.

Mujeres, ¿dicen ustedes lo siguiente? "¿Por qué nunca me llevas a ninguna parte? ¿Por qué no consigues un trabajo decente como Pepe? ¿Por qué no tienes un Mercedes como los Pérez? ¿Cuándo vas a arreglar la tela metálica de la puerta? ¿Tienes que ver el fútbol todo el tiempo? ¿Cuál es tu excusa para llegar tarde esta noche? ¿No oyes nada de lo que digo? ¿Alguna vez puedes sonreír?"

Hombres, ¿dicen ustedes lo siguiente? "¿Por qué no cocinas como mi madre? ¿Por qué no te ves como esa actriz? ¿Por qué la cena nunca está a tiempo? ¿Otra vez carne guisada? ¿Te pasaste todo el día en el teléfono? ¿Sabes que estás criando a manada de vagos? ¿Por qué mi silla siempre está llena de ropa? ¿Tienes cerebro en la cabeza?"

A nadie le gustan los insultos o las quejas, pero para una persona deprimida vienen como un repique de difuntos. Siempre elogie los logros y trate de ignorar los fracasos.

6. No se desanime.

Vivir con una persona deprimida no es divertido, pero no deje que eso lo deprima. Pase todo el tiempo que pueda con su cónyuge, pero no deje que la melancolía lo arruine a usted. Invítele a ir a lugares y anímele a participar, pero si se niega, no se sienta culpable.

La persona deprimida está llena de culpa y con facilidad transfiere sus sentimientos a otra persona. Con sus expresiones y sus modales puede hacer que su conciencia se retuerza. Cuando usted ha hecho todo lo que puede para ayudar a la persona deprimida, descanse en paz.

La mamá de Gail estaba extremadamente deprimida. Gail la había visitado todos los días, había hablado con ella por teléfono, le había llevado regalos y le había llevado a almorzar y a los estudios bíblicos. Gail había hecho todo lo que podía, pero su madre siempre necesitaba más. Cuando hablamos sobre la situación, Gail estaba llena de culpa. "Sé que se va a matar y no sé qué más hacer. No puedo ni siquiera hablar con ella sin deprimirme yo misma."

Le hice varias preguntas cuidadosamente seleccionadas, y determiné que ella había hecho todo lo posible por su madre. Gail estaba cargando una culpa innecesaria y tenía que deshacerse de ella. Oramos juntas y ella le entregó al Señor su culpa. Unos meses después recibí esta carta:

Querida Sra. Littauer:

Acabo de terminar de oír su cinta "La depresión," y quiero contarle cuánto la disfruté.

En abril de este año, mi hermana Gail asistió a su conferencia en Phoenix, Arizona. Después de su lección sobre la depresión, ella habló con usted porque vio que nuestra madre estaba en el número 16 ó 17 de la lista de síntomas. Sin duda, el asistir a su conferencia y hablar con usted personalmente fue una guía directa de Dios. En ese punto ellas no se hablaban porque cada vez que tenían algún contacto, Gail quedaba en un estado de depresión por días.

De todas maneras, usted habló con ella y le explicó que probablemente el suicidio era lo siguiente, y también la convenció que si eso sucedía, y cuándo sucediera, ella no tenía ninguna razón para sentirse culpable. (Gail a menudo se sentía culpable por no tener más compasión por ella y se preguntaba si había sido una mala hija.) Así que ella ordenó su cinta sobre la depresión, y cuando llegó se lo envió a mamá. Pero mamá inmediatamente la devolvió sin oírla; eso fue el primero de junio. El 26 de junio mamá murió de una sobredosis. Hablaba de suicidarse, y ya lo había intentado anteriormente, pero nunca tomó lo suficiente como para sufrir algún daño real, así que cuando pasó, todos nos quedamos estupefactos.

Cuando fui a casa para el funeral quedé sorprendida. ¡La paz que Gail tenía era tremenda! Yo esperaba que ella sería la que más le afectaría el asunto porque vivían en la misma ciudad, y porque no se estaban llevando bien. Pero gracias a la conferencia Dios la preparó para el resultado final. Cómo quisiera que todas hubiéramos asistido a la conferencia, ¡especialmente mamá! ...

Permítame agradecerle de nuevo por hablar con mi hermana. ¡Qué diferencia en la manera en que ella enfrentó la muerte de mamá! Sé que Jesús estaba guiándolas a ustedes dos ese día, y alabo a Dios por los creyentes que son obedientes a sus direcciones.

No permita que algún pariente o amigo deprimido le deprima. Haga lo mejor que puede para proveer soluciones y no se sienta culpable. Dios le exige cuenta de sus propias acciones pero no de las reacciones de otros.

capítulo 11

Cómo asesorar a una persona deprimida

Yo nunca me propuse asesorar a mujeres deprimidas; sin embargo, las veo todos los días. Nunca puse un rótulo que decía "Consultora de Depresión"; sin embargo, las mujeres me encuentran. Si hay mujeres necesitadas a dondequiera que yo voy, usted tal vez conozca a algunas. Si usted enseña un estudio bíblico, dirige un grupo de diálogo, es líder de algún comité o se casa con un pastor, va a encontrarse en demanda como asesora instantánea. A lo mejor no tiene ni idea de cómo hablar con una persona atribulada, como tampoco tenía yo cuando comencé, pero he aprendido tanto que quiero compartir con usted algo de este crecimiento.

Nunca debemos intentar tratar a una persona que está seriamente perturbada, pero tal vez a lo mejor podamos ser de ayuda para la mujer confundida que se está hundiendo y no ve a nadie a su alrededor que la ayude excepto nosotras. Este capítulo está escrito específicamente para cualquiera que tal vez esté en una posición en donde la gente busca su consejo. No pretendo entrenar tropas de damas disponibles que se convertirán en psicólogas de la noche a la mañana y andar por todos lados buscando clientes. Solamente quiero guiar a las que ya están asediadas por un grupo de mujeres atribuladas y no saben qué hacer con ellas. Si usted se encuentra en esta posición, siga leyendo.

El asesoramiento psicológico trae consigo una responsabilidad asombrosa. Debemos darnos cuenta de que estamos tratando con personas reales que, con nuestro consejo, pueden tratar de cambiar su dirección total en la vida. No podemos descargar pensamientos pesados sobre personas débiles. Por esto hago las siguientes sugerencias para usted que a lo mejor se vea en una situación de asesoría. Usaré la depresión para mis ejemplos, pero los principios se aplican para cualquier problema de asesoramiento.

1. Sepa su materia.

No sea culpable de asesorar a raíz de ignorancia. Si va a hablar con personas deprimidas, estudie todo lo que pueda sobre el tema. Lea este libro varias veces hasta que sienta que ha dominado el tema. Esté alerta a artículos útiles sobre la depresión, el estrés y la imagen propia, y manténgase al día.

Cada vez que me pongo en fila en el supermercado, aprovecho mi tiempo. Echo un vistazo a los temas en las cubiertas de las revistas y compro las que se relacionan a mis áreas de estudio. Le doy un vistazo al artículo. Si ofrece algo útil, compro la revista. En casa, cada vez que me siento a leer tengo a mano un lápiz y subrayo todo material pertinente. Recorto todos los artículos y los archivo bajo titulares que me pueden ser útiles en el futuro.

Vaya a las bibliotecas y librerías y escoja libros apropiados. Empápese del tema de modo que sepa más de lo que jamás pueda necesitar. No espere a ser experto de un día para el otro, pero si sigue estos pasos va a tener el próximo año una mina más grande de conocimiento comparado a lo que tiene ahora.

Las materias para estudiarse pueden incluir la siguiente lista de problemas que hallo en mujeres que vienen a mí buscando ayuda: alcoholismo, adicción a las drogas, fobias, adulterio, divorcio, padres y madres solteros, estrés de la familia, intento de asesino, violación, incesto, suicidio de adolescentes, muerte de un hijo, cómo procesar el duelo, dolor físico y dolores del pasado. Trato de mostrar ejemplos de casos similares y lo que otras personas hicieron para ayudarles. De mi propia investigación y entrevistas en cuanto a estos temas, he compuesto historias de la vida de personas reales e instrucciones penetrantes sobre cómo tratar con estos traumas de la vida. Este tipo de estudio no la va a hacer un experto, pero tal vez evitará que usted eche mano de clisés cristianos tales como "es el pecado en su vida" o "si usted hubiera orado más, esto no le hubiera pasado."

Para los que desean asesorar según la Biblia, el manual perfecto de psicología, primero tienen que leerla. Hay demasiadas mujeres que reparten directivas bíblicas y que no tienen ninguna profundidad en la Palabra de Dios. Antes de repartirla, usted necesita ingerirla. Estudie tanto como le sea posible con el propósito claro de descubrir los principios básicos de la vida correcta. He hecho esto por muchos años. Subrayo todo versículo que se refiere al matrimonio, la depresión, crianza de hijos, asesoramiento, mujeres, responsabilidad, disciplina, etc. Encierro en círculo las palabras clave y las pongo en un índice para poder referirme a ellas rápidamente en el futuro.

Para asesorar según la Biblia usted necesita saber lo que la Biblia dice acerca de la vida y dónde encontrarlo. Los principios de Dios son verdaderos, consistentes y prácticos. Sin ellos yo no podría asesorar, hablar o enseñar. Aun los ateos pueden mejorar sus vidas mediante la adecuada aplicación bíblica. Pero los creyentes dedicados tienen garantizado poder sobrenatural cuando están dispuestos a seguir el plan de Dios para una vida disciplinada.

Pablo dice: "Toda la Escritura es inspirada por Dios, y útil para enseñar, para redargüir, para corregir, para instruir en justicia" (2 Timoteo 3:16).

La Biblia es extremadamente útil para enseñar y corregir, pero necesitamos saber más que el Salmo 23 si vamos a aplicar la Palabra de Dios a nuestra vida y a la vida de otras personas.

Pídale a Dios que le abra sus ojos a las verdades que Él tiene para que usted las use y entonces procure "con diligencia presentarte a Dios aprobado, como obrero que no tiene de qué avergonzarse, que usa bien la palabra de verdad" (2 Timoteo 2:15). Tenga mucho cuidado para no usar la Biblia para condenar o inculcar culpa. Demasiado a menudo los creyentes usan la Palabra de Dios para juzgar los pecados de otros. Antes de repartir versículos, pregúntese si así es cómo Jesús usaría la Biblia. ¿Está usted usando bien la Palabra de verdad?

2. Tenga cuidado de los amigos.

Hace muchos años tenía una amiga maravillosa con un montón de problemas. Mientras almorzábamos ella me contaba sus problemas en detalle. Un día después de haberle ofrecido algún consejo obvio, se lo contó a su esposo, el cual se ofendió por mi sugerencia audaz. Para cuando me contó esto, los dos estaban enfadados conmigo. El consejo era sensato, pero había venido de una amiga, y me di cuenta de que podía ser su amiga o su asesora, pero no las dos cosas. Decidimos ser amigas, y ella fue a ver a otra asesora cuyo consejo no se tomaría de una manera personal. Para servir a otra persona, debemos hablar directamente, señalando el problema real y las soluciones alternas. Cuando el destinatario es un amigo, nos vemos impedidos de dar una evaluación honesta y tendemos a convenir con su percepción a menudo unilateral y distorsionada.

Cuando asesoro seriamente, a veces tengo que ser franca. Esto duele, pero ahorra tiempo y pone el tema claramente sobre la mesa. Una vez una mujer me dijo: "No me gustó lo que usted dijo, pero usted tenía razón." Ella ya había preguntado a sus amigas y todas habían estado de acuerdo: "Sí, tu esposo es el problema." Es posible reunir apoyo para la actitud propia enfocada en una misma, pero una buena asesora tiene que decir la verdad en amor tanto como oír.

3. Establezca deseo.

Cuando comencé a asesorar, oía los problemas de mujeres por horas. Oía descripciones de cada pelea, toda pena y todo malentendido. Un día después de un largo recital de penurias de una obrera creyente, hablé con el Dr. Henry Brandt acerca de la cantidad de tiempo que él dedicaba a cada persona. Me dijo directamente: "Lo primero que tienes que establecer en el asesoramiento es si la persona quiere ayuda o un público. Algunas mujeres se convierten en buscadoras profesionales de asesoría contándole sus problemas a todo el que quiera oírles. Aprende a clasificarlas."

Desde ese punto en adelante busqué maneras de establecer el deseo de la persona necesitada. La manera más sencilla es hacerle la pregunta, después de un tiempo apropiado de oír: "¿Le interesa hacer algo sobre este problema?"

Respuestas posibles

¿Cómo qué?

Supongo que sí.

En realidad la culpa es de él.

Ya he hecho todo lo posible.

¿Qué más espera de mí?

Traducción:

Si es en realidad fácil, pero no si yo tengo que cambiar.

No, mientras él no se componga.

¡Ni en sueños!

Usted está loca.

Estas respuestas demuestran una falta de resolución para llegar a la raíz del problema. Algunas veces pregunto: "Suzy, ¿has hablado anteriormente de esto con alguien?"

"Sí, fui a hablar con el pastor Jones."

"¿Qué te dijo que hagas?"

"Me dijo que debería quedarme en casa, y limpiarla, y que trate bien a mi esposo."

"¿Has hecho esto?"

"Pues, no todavía."

"¿Cuándo te sugirió esto?"

"El verano pasado."

Si Suzy todavía no ha puesto en práctica ese consejo que se le dio el verano pasado, usted tiene una clave de que Suzy en realidad no quiere una respuesta. Al preguntar lo que otros han dicho, uno tiene una idea de con quién han hablado y lo que han dicho.

Otra indicación viene cuando la persona se pone a la defensiva. "Pues, ¿qué espera de mí?" "Eso no serviría." "¿Quiere usted que cambie mi actitud?" "¡Eso es ridículo!"

Recientemente Margaret vino a verme. Ella se deprime cada verano porque los hijos están en casa y todo está fuera de control. También está furiosa con su esposo porque él quiere que deje todo y le acompañe a los banquetes de la empresa. Cuando sugerí cómo podría ella organizar su hogar, ella se oponía a todo plan con una razón desafiante por la que no serviría. Traté de lidiar con la ira que tenía en contra de su esposo y encontré que se ponía más a la defensiva. Le dije que debería estar agradecida que su esposo la quería sacar, y ella respondió diciendo: "¿Quiere decir que usted quiere que yo vaya a esos banquetes detestables?" De repente los banquetes eran mi culpa. La asesoría no es un pasatiempo divertido, y no debemos atar nuestro tiempo a gente que no tiene una actitud enseñable.

Una vez referí una mujer terriblemente rebelde al Dr. Brandt. Él descubrió muy pronto que ella no quería una respuesta, y en diez minutos la despidió. Le dijo que cuando ella en realidad quisiera ayuda, con gusto él hablaría con ella. Ella vino a verme y me insultó por haberla enviado a que hablara con él. La oí y me disculpé. Unos días después me llamó por teléfono. Había decidido que necesitaba asesoramiento y había regresado a ver al Dr. Brandt. ¡Esta vez ella escuchó! "He ido a mucha gente buscando ayuda," me dijo después, "pero él fue el primero que me dijo que en realidad yo no quería consejo. Me enfureció, pero él tenía razón. Ahora estoy lista."

Mientras las personas no estén dispuestas a admitir que tienen una necesidad y aceptar el hecho de que tienen que hacer algo, el mejor consejo en el mundo es una pérdida de tiempo.

Supongamos que usted ya ha hecho su tarea sobre la depresión y está tratando con una persona, que no es amiga, que en realidad quiere ayuda. Ella es una joven dulce pero deprimida. Usted le explica que la depresión es un problema común, pero que hay esperanza: "Juntas hallaremos una respuesta útil." ¿Dónde comenzamos?

4. Examine el pasado, el presente y el futuro.

Es importante establecer una relación cálida y hacerle saber a la persona que usted y ella van a trabajar juntas. No ponga una actitud de "Yo soy la asesora perfecta y usted es el problema." Ella ya se siente insegura y necesita que se le asegure de que usted se interesa y que hay esperanza.

Usted le pregunta: "¿Cuál es su problema?" y entonces escucha por el tiempo que sea necesario para entender la situación. Haga cualquier pregunta necesaria para llenar los vacíos, pero no prolongue la historia preguntando detalles inconsecuentes. Mientras la otra mujer habla, usted comenzará a ver acciones y reacciones consistentes. Es su deber hacer lo siguiente:

Buscar el problema verdadero. Usted está tratando con el *pasado* de ella y tratando de hallar cuál es el problema y cómo llegó ella a esta situación.

Guiarla a seleccionar la mejor alternativa. Usted está actuando en el *presente* al dialogar sobre lo que ella puede hacer respecto al problema.

Fomentar cambios en el patrón de conducta que la persona aconsejada ha establecido. Usted está planeando el *futuro* al mostrarle cómo cambiar su manera de vivir para que ella no se meta en estos problemas otra vez.

No se engañe pensando que el problema que le expresan es necesariamente el problema verdadero. Escuche bien, y conforme usted haga de detective, el villano auténtico aparecerá.

Ingrid preguntó: "Me atormenta una pregunta bíblica: ¿tienen alma los bebés que no han nacido todavía?"

"¿Has tenido un aborto?" le pregunté.

"¿Cómo lo supo?"

Alice dijo: "Estoy deprimida y no puedo dormir por las noches."

Le pregunté: "¿Tienes un conciencia culpable?"

Se echó a llorar. "Por las tardes salgo a pasear en auto con un vendedor viajero y estoy aterrorizada de que me van a descubrir."

Con la práctica, pronto podrá llegar al corazón del problema auténtico y no perderá el tiempo tratando algún síntoma.

Algunos asesores pasan años en el pasado. Yo escucho lo suficiente como para darme un entendimiento de la situación, entonces echo mano al aquí y ahora. A la mayoría de personas con problemas les encanta revisar el pasado. Quieren hacer una película épica de sus aventuras, y algunas lo valen, pero si quiere lograr algo en el presente, corte el pasado tan pronto como piense que tiene suficiente información.

Guíela a seleccionar la mejor alternativa. Al tratar con el presente tiene que haber una aceptación del hecho: En este punto estoy ahora. ¿Qué voy a hacer al respecto ahora?

Las personas se sienten incómodas con el hoy y quieren deslizarse de nuevo al pasado turbio. Es trabajo suyo mantenerlos corrientes en los eventos del día, no en la historia, a menos que su problema brote de un dolor de la niñez.

Usted debe ayudar a su asesorada a buscar todas las posibles soluciones alternas para su problema y anotarlas en papel. Una vez que las hayan visto juntas, las peores se volverán absurdas. Y conforme hablan sobre las probables consecuencias de cada alternativa, déjele escoger cuál le parece mejor. Las personas deprimidas se resisten a tomar decisiones y quieren que uno les diga qué hacer, de modo que cuando lo hacen mal le pueden echarle la culpa al mal consejo. No tome decisiones por ellas. Guíelas a la selección correcta revisando las consecuencias y luego felicítelas por su decisión. Mencione varias veces: "Usted ha tomado una buena decisión."

Esta repetición hace dos cosas: le libera a usted de la responsabilidad futura y les demuestra a ellas que pueden tomar una decisión.

Desgraciadamente, a muchos asesores aficionados les encanta dar mandatos impresionantes a la pobre alma sentada al frente de ellos y disfrutan del poder que parecen ejercer sobre este individuo.

Muchas mujeres así vienen de situaciones hogareñas desagradables, y enderezar a otra gente que está en peores condiciones que ellas viene a ser su pasatiempo.

Si usted está brindado algún tipo de asesoría, *no fanfarronee de sabiduría*. Esto no es un trabajo de gloria; es una oportunidad humilde para ayudar a personas angustiadas. Su responsabilidad no es ser brillante, sino guiar a la persona necesitada a tomar decisiones apropiadas. A veces lo mejor que usted puede hacer es llevar al individuo a un asesor que tratará apropiadamente el problema.

Otro punto importante al orientar es *mantener la boca cerrada*. Saber el trasfondo salaz de alguna pobre mujer nos inspira a contárselo a otros. Las personas a las que se lo decimos están comprometidas a guardar el secreto, pero a veces nuestras palabras regresan a su fuente. Una amiga mía fue a ver al pastor local y contó un cuento espeluznante acerca de su hija. Le suplicó que no le dijera ni una palabra a nadie, especialmente a su secretaria. El minuto que ella se fue, él le contó a su secretaria toda la historia y la secretaria me llamó. Quedé horrorizada por el problema desgarrador de mi amiga, y antes de colgar el teléfono mi amiga estaba a la puerta. Me contó lo que había pasado y tuve que sorprenderme por segunda vez.

Cuando alguien viene a contarnos algún problema personal debemos *mantenerlo en forma estrictamente confidencial*. No piense que le está haciendo a la persona un favor al contar sus necesidades en una reunión de oración.

Una vez estuve en un grupo de estudio donde la esposa del pastor nos pidió que oráramos por la hija de Agnes a la que iban a enviar fuera de la ciudad por seis meses. Todas comenzamos a contar.

Recuerde, usted pierde su credibilidad y eficacia cuando les dice a otros el cuento. No diga nada que no quisiera que Agnes por casualidad escuche.

Fomente cambios en el patrón establecido de comportamiento de la otra persona. La mayoría del asesoramiento informal se detiene en el presente. "Si hace esto ahora, todo irá bien." Pero dejar el pasado y el presente sin modificación es como poner una vendita adhesiva sobre el problema: da alivio temporal. Si el pasado nos mete en problemas, y el presente le hace frente, ¿qué va a pasar en el futuro? No podemos permitir que la persona piense que el acto aislado de hoy es la respuesta. Tiene que haber una evaluación del patrón del pasado y también un deseo de cambiar el comportamiento futuro.

Tom, un hombre de negocios, vino a hablar conmigo. Su esposa iba a dejarlo y él estaba deprimido. Ella quería la seguridad financiera, y él se lo iba a conseguir algún día si tan sólo ella tuviera paciencia. Lo siguiente es una manera de abordar el problema.

PASADO: Tom ha estado en diferentes negocios. Todos iban a hacerle rico. Tenía encanto y siempre podía conseguir a personas que financiaran sus negocios. La mala suerte le acompañó y cada aventura se desplomó, dejando cuentas y amistades rotas. Él tenía buenas intenciones y estaba seguro de que le iba a ir bien algún día si su esposa tan sólo esperara.

PRESENTE: El negocio actual está en problemas.

Las alternativas FUTURAS de Tom:
1. Declararse de nuevo en quiebra.
2. Vender el negocio.
3. Dejar de juguetear y dedicarse a trabajar.

Durante la conversación concluimos que su esposa estaba más enfadada por la primera opción, aunque era la más fácil. Ella se había sentido humillada cuando él dejó a los amigos colgados con la deuda, y ella estaba segura de dejarlo si él se declaraba de nuevo en quiebra. Él tachó la número uno.

"Vender el negocio." Tenía una oferta, pero no era lo suficiente como que dejara ganancia. Le señalé que debía estar agradecido de que alguien quisiera un negocio en malas condiciones. "Nunca lo pensé de esa manera," me respondió. Parte de la razón por la que el negocio estaba fallando era que él estaba muy ocupado jugando al golf con "gente importante" y planeando empresas futuras.

¿Ve usted el patrón aquí? El problema expresado es: Mi esposa me va a dejar aunque yo estoy tratando de ganar dinero para ella. El problema real es: Tom es un hombre encantador e inmaduro que en realidad no quiere madurar y ser un adulto responsable.

El pasado de Tom demuestra repetidos intentos de enriquecerse sin la persistencia debida. Cuando sus sueños fallan los abandona, junto con el dinero de sus amigos, y prueba alguna otra cosa. No tiene idea de lo que significa ser responsable. Su esposa no es su problema; él lo es.

La selección preferida de Tom era vender su negocio, pagar sus obligaciones, y conseguir un trabajo en donde podría empezar el trabajo y alguien más lo terminaría.

Su futuro dependía de su disposición para confesar sus fracasos, valorar sus talentos, ponerse a trabajar y llegar a ser un esposo maduro. Tenía que entender que no tenía lo que se necesitaba para manejar un negocio propio y mientras no madurara necesitaba trabajar en una organización disciplinada donde se le exigiera cuentas de su rendimiento.

No es fácil decirle a un hombre estos hechos francos, pero hacer algo menos solamente estimularía su indolencia e inmadurez.

Este gráfico le puede ser de ayuda.

CUESTIONARÍO DE LA DEPRESIÓN

Nombre _____

Fecha _____

PASADO

1. Busque el problema real:

   Problema presentado _____

   Problema real _____

2. Examine el trasfondo: marque conforme lo observe.

   - Nació perdedor
   - Triunfador
   - No se puede comunicar
   - No puede competir
   - Demasiado para hacer
   - No tiene lo suficiente para hacer
   - Circunstancias drásticas
   - Enfermedad seria
     - Baja imagen propia
     - Normas demasiado altas
     - Se siente culpable
     - Otros problemas

3. Marque los síntomas (véase la lista y las explicaciones del capítulo 3). Estos son síntomas generalmente aceptados en orden de severidad. Marque los que observe.

_____ 1. Pasividad

_____ 2. Pérdida de interés

_____ 3. Pesimismo

_____ 4. Desesperanza

_____ 5. Desprecio propio

_____ 6. Retraído

_____ 7. Preocupación consigo mismo

_____ 8. No le gusta la gente alegre

_____ 9. Cambio de personalidad

_____ 10. Fatiga

_____ 11. Insomnio

_____ 12. Come con exageración

_____ 13. Come demasiado poco

_____ 14. Aumento en bebida de licores

_____ 15. Abuso de químicos

_____ 16. Concentración pobre

_____ 17. Hipocondría

_____ 18. Tendencias suicidas

_____ 19. Mejoramiento súbito

_____ 20. Suicidio

PRESENTE

1. Haga una lista de las alternativas.
2. Revise las consecuencias de cada alternativa.
3. Declare su decisión. (Escríbala para referencia futura y para protección suya.)

FUTURO

1. Analice los patrones de comportamiento defectuoso.
2. Planee correcciones futuras.
3. Fije metas necesarias.

Tarea:

Ayuda sugerida:

• Libros _____

• Cintas _____

• Asesores _____

• Agencias _____

5. Use el cuestionario de la depresión.

Para ayudarle a asesorar de una manera organizada y productiva, he incluido el cuestionario anterior que pondrá el problema en papel en donde pueda verlo. Es muy fácil pasar una hora con la persona deprimida y no ir a ninguna parte. Es difícil reunir todos los hechos del caso y concebir una solución factible. Espero que este gráfico traiga un trabajo abrumador al campo de lo posible.

Usted puede usar este cuestionario mientras está con el individuo, o haga que lo llene después. Ya que la mayoría de la gente deprimida es introspectiva y analítica, encuentro que le gusta trabajar en este gráfico conmigo y luego llevárselo a casa para estudiarlo. Yo archivo mi copia del cuestionario para referencia futura y futuras visitas.

El hecho de dividir la conversación entre pasado, presente y futuro le da un bosquejo fácil de recordar. Será mucho más fácil asesorar si saca varias copias del cuestionario y las tiene disponibles.

PASADO

Busque el problema real. Ya hemos examinado la necesidad para llegar al corazón del problema. Usted pide la opinión de la persona y cierne el escenario en busca del problema real. Cuando piensa que ha encontrado la verdad, pregunte con amor: "¿Es posible que esto sea parte de su problema?"

No se sorprenda si lo niegan vehementemente. He hallado que mientras más resiste la persona la causa auténtica, más me he acercado. Entonces retrocedo un poco y digo: "Lo lamento. A mí me parece que tiene sentido."

Invariablemente al terminar la sesión o para el día siguiente la persona dice: "A lo mejor lo que usted mencionó es verdad." La semilla quedó plantada, y si es correcta, él o ella por lo general se dará cuenta. Cuando los dos concuerden en cuanto al verdadero problema, anótelo.

Examine el trasfondo. A fin de usar esta lista eficazmente, usted tiene que estudiar primero el Capítulo 4, "¿Quién se deprime?" Conforme las personas deprimidas le cuentan sus historias, usted por lo general puede ver pronto cómo ha sido el pasado de ellas.

La que nació perdedora dirá: "Mi madre me dijo que nunca llegaría a ser gran cosa."

La triunfadora deprimida dice: "Siempre he podido valérmelas con todo. No puedo entender qué es lo que me pasa."

Las que no se pueden comunicar tendrán gran dificultad para expresar verbalmente su caso.

Las que no pueden competir querrán que usted lo decida todo.

Las que tienen mucho que hacer tratarán de impresionarle con la necesidad que la comunidad tiene de sus servicios y le dará una lista de todas sus actividades. Querrán una solución instantánea que no demande mucho tiempo de su parte.

Las que no tienen nada que hacer estarán solas y aburridas. Necesitan una amiga.

Las que atraviesan circunstancias drásticas le hablarán al respecto: muerte, divorcio, mudanza, pérdida de trabajo, el hijo en drogas, enfermedades serias.

Las que tienen imagen propia muy baja algunas veces la esconden bajo ropa hermosa y pestañas falsas. Por lo general se esmeran en verse bien para cubrir sus inseguridades.

Las que tienen normas muy altas le dirán lo decepcionadas que están por haber fallado después de haberse esforzado tanto por hacer su vida perfecta.

Las que se sienten culpables a menudo expresan lo doblegadas que se sienten, y usted tiene que descubrir si la culpa es justificada o innecesaria, y tratarla correctamente. Puede haber muchos otros problemas que el pasado ha puesto sobre esta persona. A medida que se los saca a la luz, escríbalos.

Una vez que haya examinado el fondo, usted como asesora tendrá un entendimiento de por qué esta persona en particular se ha dejado deprimir por este problema. Obviamente las personas con mucho que hacer o muy poco que hacer responderán a diferentes soluciones. El saber de dónde ha venido la persona le evitará ir en la dirección equivocada.

Verifique los síntomas. Antes de decidir dónde una persona se halla en la escala de síntomas, vuelva a leer el Capítulo 3. Imagínese que usted está hablando con una mujer deprimida. Haga algunas preguntas para averiguar la profundidad de su depresión. No exclame: "¡Esto es terrible! ¡Usted ya está en el paso 10!"

Aunque ella no sabe que su agotamiento constante es el paso 10, con lo que usted dice de inmediato ella se hundirá más. En lugar de eso, diga: "He hablado con muchas personas que están en el mismo punto que usted, pero siempre hay una razón y la hallaremos."

Esa mujer deprimida no necesita saber cuán baja está, sino más bien cuánto puede subir. Si usted halla que ella está en el ámbito del suicidio, debe referirla a la ayuda profesional. No se eche a sus hombros el lidiar con una persona al borde del suicidio; las consecuencias pueden ser devastadoras para las dos.

Cuando haya terminado de revisar el pasado, probablemente usted tendrá un buen cuadro de la persona y el problema. Ahora, ¿qué va a ser en el presente?

PRESENTE

Haga una lista de alternativas y revise las consecuencias. Nunca deje que la persona se vaya la primera vez sin un rayo de esperanza. La persona debe ver que hay algunas posibilidades. Pregunte: "¿Cuáles son sus alternativas?" Si titubean, sugiera la primera opción: No hacer nada. Esto sorprende a la persona, que por lo general responde: "Si no quisiera hacer nada no hubiera venido a hablar con usted." Esto es una respuesta natural y en realidad es un compromiso para actuar, así que felicítela: "Me alegro de que quiera hacer algo. ¿Cuáles son las posibilidades?'" No se sorprenda si las personas deprimidas no conciben ninguna posibilidad de inmediato. Por eso han venido a hablar con usted; no ven ninguna salida. Ayúdeles a poner algo por escrito en papel.

Sharon, de 32 años, vino a mí aburrida y perturbada. Su pasado había sido maravilloso. Había sido azafata de una aerolínea y llevado una vida glamorosa. Al presente vivía en una casa espaciosa, con dos hijas pequeñas y un esposo que viajaba. Los viajes de su esposo la disgustaban porque ella tenía que quedarse en casa. "Él tiene toda la diversión."

Para castigarlo ella hacía muy pocos de los quehaceres domésticos y subió de peso. A menudo le recordaba a su esposo e hijas cómo ellos habían arruinado su vida. "Pienso que deben saber que yo en realidad era importante antes de atarme a ellos," dijo arrogantemente.

La razón que indicó para su depresión: Su esposo viaja y su vida es aburrida. El problema auténtico: Sharon es una persona egocéntrica que prefiere vivir en el pasado y rehúsa madurar y aceptar sus papeles presentes de esposa y madre.

Cuando le pregunté qué alternativas había para ella, dijo rápidamente: "Él debe conseguirse un trabajo diferente." Escribimos eso como número uno y entonces miramos las consecuencias. Él recibe un buen salario más comisión en su trabajo actual, su territorio es seguro y conoce bien a sus clientes. A Sharon le encanta su casa grande y ser miembro del club campestre. Un trabajo nuevo significaría menos dinero, y ella no está dispuesta a arriesgarse a esta pérdida. Le mostré su alternativa 1: Él debe conseguir un trabajo diferente. Entonces pesamos las consecuencias: Ella podría verse obligada a cambiar su estilo de vida. Cuando recalqué este punto ella dijo: "Sería una tonta si quisiera retroceder."

"Entonces tenemos que eliminar el número 1," dije.

"Pero yo quiero que él cambie."

"Pero usted no quiere cambiar. Sólo quiere quejarse."

"Nunca lo pensé de esa manera," dijo ella.

Sharon no quería su primera opción cuando vio que podría significar sacrificio de su parte.

Le sugerí una alternativa agradable: Consígase una niñera y vaya con él en algunos viajes. Inmediatamente me dijo que él no quería que ella fuera. Al hurgar un poco más, ella admitió que él la había invitado frecuentemente pero ella había rehusado bajo el pretexto de ser una madre dedicada. Yo ya sabía que en el caso de Sharon el ser madre no era impedimento válido para la diversión, así que investigué más. Finalmente la razón auténtica salió a la luz: ella se avergonzaba por su figura y no quería que los clientes de su esposo viera cómo había engordado esta ex-azafata.

¡Con razón Sharon estaba deprimida! Estaba enojada contra su esposo porque él tenía toda la diversión y estaba agotada por su auto engaño. Era mucho más fácil vivir en el pasado que hacer algo acerca del presente. Era mucho más fácil echarle la culpa a un hombre bueno, que está proveyéndole una vida muy cómoda y la invita a viajar con él, que mirar a sí misma y bajar de peso.

Sharon escogió la alternativa 3: Enfrentar la realidad y madurar. Las consecuencias fueron que perdió peso, se convirtió en mejor madre, y ya no amontonaba sobre sus hijas la culpa de sus fracasos. Al principio no convino con mi sugerencia de pedir disculpas a sus hijas por su comportamiento anterior. Un día me llamó para decirme que les había pedido disculpas a sus hijas por haber sido una madre gruñona. Después de eso una de sus hijas la miró y le dijo: "¿Quieres decir que no es nuestra culpa que hayas sido desdichada?"

Cuando se pone en práctica el asesoramiento objetivo dado a una persona dispuesta, familias enteras pueden cambiar. Ayude a las necesitadas. Haga una lista de alternativas. Revise las consecuencias. Luego guíelas a tomar decisiones que cambian la vida.

FUTURO

De acuerdo a la complejidad del problema, a lo mejor necesite posponer planear el futuro hasta que vea a la persona actuar en el presente. Cuando el tiempo sea apropiado, ayúdele a ver hacia adelante. Aunque se parche la crisis actual, los problemas pueden volver a ocurrir si no ha habido un cambio interno de actitud.

Sharon puede bajar de peso y limpiar la casa, pero a menos que se deshaga del enojo contra su esposo, el enojo volverá. A menos que en realidad ella ame a sus hijas, ellas percibirán su resentimiento. Es más fácil perder libras que culpa. Es más fácil limpiar la casa que la mente.

En cuanto a lo que podemos hacer humanamente, es casi imposible cambiar un patrón establecido de comportamiento, pero la Biblia nos dice que podemos ser transformados "por medio de la renovación" de nuestro entendimiento; podemos saber cuál es "la buena voluntad de Dios, agradable y perfecta" (Romanos 12:1–2).

El asesoramiento secular puede husmear el pasado; puede hasta dar respuestas prácticas para el presente; pero no tiene el poder de cambiar el futuro.

John es un médico alcohólico. Está perdiendo sus pacientes y está deprimido. Fue a ver a un asesor que le dijo que bebía para cubrir su temor al fracaso. Tiene miedo de perder a un paciente durante alguna operación. Mientras más miedo tiene, más bebe, y menos competente se vuelve. Eso es el pasado. El presente exige que deje de beber inmediatamente. Los Alcohólicos Anónimos saben que no hay esperanza si no se cree en un poder más alto. Una persona afectada rara vez puede cambiar por sus propias fuerzas; necesita ayuda divina.

Es en el aspecto de cambio futuro de patrones establecidos que el asesor creyente tiene la respuesta. No importa lo sincera que sea la persona, no puede cambiar sola su actitud interna. Puede dar rienda suelta a su ira, lanzar almohadas, y desfogar todo, pero el espíritu de ira todavía está dentro, acumulándose hasta la próxima explosión. Nuestra propia voluntad fuerte y los pensamientos positivos pueden ayudarnos ahora, pero necesitamos poder espiritual para que produzca un cambio permanente en nuestros patrones de hábito personal. "Si Jehová no edificare la casa, en vano trabajan los que la edifican" (Salmo 127:1).

Si está planeando ayudar a otras personas con sus problemas, asegúrese de ser usted mismo un creyente consagrado. Si duda su nacimiento espiritual, vuelva al inventario espiritual al final del Capítulo 9.

El mismo Señor Jesús les dijo a los creyentes que tenía un don para ellos: "Pero recibiréis poder, cuando haya venido sobre vosotros el Espíritu Santo" (Hechos 1:8).

"Separados de mí nada podéis hacer" (Juan 15:5).

"Nuestra competencia proviene de Dios" (2 Corintios 3:5).

"En mí . . . no mora el bien; porque el querer el bien está en mí, pero no el hacerlo" (Romanos 7:18).

"Dios ungió con el Espíritu Santo y con poder a Jesús de Nazaret" (Hechos 10:38).

"En Dios está el poder" (2 Crónicas 25:8).

"De Dios es el poder" (Salmo 62:11).

"Y mirándolos Jesús, les dijo: Para los hombres esto es imposible; mas para Dios todo es posible" (Mateo 19:26).

Con estos versículos de poder en el mismo centro de su ser, usted puede comenzar a hablarles a las personas agotadas el mensaje de esperanza en Jesucristo. Puede asegurar a todos que "El que tiene al Hijo, tiene la vida" (1 Juan 5:12). Entonces asegúrese de que tengan al Hijo de Dios. Puede darles la seguridad de Jesús: "Yo soy el camino, y la verdad, y la vida; nadie viene al Padre, sino por mí" (Juan 14:6).

Cuando haya establecido una base de comunicación espiritual con una persona, puede comenzar a trabajar hacia un futuro con esperanza. Mientras es importante apagar los fuegos de ahora, es imprescindible prevenir que se vuelvan a encender en el futuro.

En Efesios Pablo nos da directrices para el asesoramiento cristiano: "[Dios nos hizo] hijos suyos por medio de Jesucristo, según el puro afecto de su voluntad" (Efesios 1:5). "Ustedes, cuando oyeron el mensaje de la verdad, el anuncio de su salvación, y creyeron en Cristo, fueron unidos a él y sellados como propiedad de Dios por medio del Espíritu Santo que él había prometido" (Efesios 1:13, VP).

En el capítulo 2, Pablo nos asegura: "Así que ya no sois extranjeros ni advenedizos, sino conciudadanos de los santos, y miembros de la familia de Dios" (Efesios 2:19).

En el capítulo 3 le pide a Dios: "para que os dé ... el ser fortalecidos con poder en el hombre interior por su Espíritu; para que habite Cristo por la fe en vuestros corazones, a fin de que ... seáis plenamente capaces de comprender con todos los santos cuál sea la anchura, la longitud, la profundidad y la altura, y de conocer el amor de Cristo" (Efesios 3:16–19).

En el capítulo 4 nos dice que: "crezcamos en todo en aquel que es la cabeza, esto es, Cristo" (Efesios 4:15). El versículo 13 indica la necesidad de que todos alcancemos "la madurez y el desarrollo que corresponden a la estatura perfecta de Cristo" (VP).

Si nos detenemos aquí por un momento podemos ver que Pablo está poniendo la base para el asesoramiento cristiano. Asegúrese que su cliente es un creyente. Asegúrese que sabe que es un hijo o hija de Dios (por Jesucristo). Asegúrele del poder del Espíritu Santo en su vida, ahora que está en la familia de Dios. Muéstrele que será fuerte en su ser interior con Cristo en el corazón y que puede conocer el amor abundante de Cristo.

Cuando él o ella comprenda su lugar en la familia de Dios, tiene que darse cuenta que es tiempo de crecer, de enfrentar la realidad y continuar con la vida. Tiene que dejar sus cosas de niño y llegar a ser una persona madura. Muchas personas deprimidas quieren seguir como nenes. Es más fácil depender de otros para todo o echarles la culpa a otros por su situación que salir al mundo grande y tomar decisiones responsables. Mientras no se haya establecido la necesidad de madurar, es difícil cambiar la conducta. Una persona debe salir del mundo de fantasía, aceptar su situación tal como es (no como desea que sea) y avanzar de ese punto hacia delante. Si usted puede llegar hasta ese punto con una persona, puede entonces poner sus patrones de comportamiento bajo la dirección de la Biblia.

Pablo nos dice que no hay esperanzas de mejora mientras no estemos dispuestos a desechar nuestro comportamiento anterior y deshacernos de los patrones del pasado que nos hacían vivir como vivíamos. "Renovaos en el espíritu de vuestra mente, y vestíos del nuevo hombre, creado según Dios en la justicia y santidad de la verdad" (Efesios 4:23–24).

Note que Pablo dice que debemos deshacernos de los antiguos patrones que nos metieron en este problema en primer lugar. Luego, en caso de que no podamos discernir qué nos pasa, nos da una lista de verificación.

"Desechando la mentira, hablad verdad cada uno con su prójimo" (Efesios 4:25). ¿Cuántas personas han tejido redes de engaño y tienen miedo de que se las descubra?

"Airaos, pero no pequéis; no se ponga el sol sobre vuestro enojo" (Efesios 4:26). ¿Cuántos tienen la cólera a flor de labios, listos para explotar?

"El que hurtaba, no hurte más, sino trabaje, haciendo con sus manos lo que es bueno, para que tenga qué compartir con el que padece necesidad" (Efesios 4:28). ¿Cuántas madres les piden a sus hijos que vigilen por policías a fin de viajar a mayor velocidad? ¿Cuántas son amas de casa ociosas que hostigan a sus esposos para que ganen más dinero para ellas, no para los pobres? ¿Cuántos hombres están metidos en negocios deshonestos?

"Ninguna palabra corrompida salga de vuestra boca, sino la que sea buena para la necesaria edificación, a fin de dar gracia a los oyentes" (Efesios 4:29). ¿Cuántas mujeres insultan y degradan a sus esposos? ¿Cuántos hombres corrigen y dirigen a sus esposas?

"No contristéis al Espíritu Santo de Dios" (Efesios 4:30). ¿Cuántos entienden que el Espíritu Santo sufre por los actos egoístas?

"Quítense de vosotros toda amargura, enojo, ira, gritería y maledicencia, y toda malicia" (Efesios 4:31). ¿Cuántas mujeres están amargadas y enojadas con sus ex-esposos y ponen a los hijos en contra de sus propios padres? ¿Cuántos hombres todavía están enojados con sus madres y se desquitan con sus esposas?

"Echen fuera ... los gritos, los insultos" (Efesios 4:31, VP). ¿Cuántos hombres y mujeres les gritan a sus hijos, se insultan entre sí, e insultan a sus parientes políticos?

"Echen fuera ... toda clase de maldad" (Efesios 4:31, VP). ¿Cuántos guardan odio y endurecen sus expresiones?

"Antes sed benignos unos con otros, misericordiosos" (Efesios 4:32). ¿Cuántos exhiben bondad cristiana genuina y un corazón tierno para todos?

"Perdonándoos unos a otros, como Dios también os perdonó a vosotros en Cristo" (Efesios 4:32). ¿Cuántos necesitamos perdonarnos los unos a los otros y olvidar lo malo que nos han hecho, como Cristo nos perdonó?

"Pero fornicación y toda inmundicia, o avaricia, ni aun se nombre entre vosotros, como conviene a santos" (Efesios 5:3). ¿Cuántos de nosotros estamos haciendo hechos inmorales e indecentes, esperando que no se nos descubra? ¿Cuántos somos codiciosos, queriendo todo lo que vemos?

"Ni palabras deshonestas, ni necedades, ni truhanerías" (Efesios 5:4). ¿Cuántos hombres dicen palabrotas y cuentan historias soeces para ser el macho del mundo?

Trate de aprender "lo que es agradable al Señor" (Efesios 5:10). ¿Cuántos de nosotros tratamos de aprender lo que agrada al Señor?

"No seáis insensatos, sino entendidos de cuál sea la voluntad del Señor" (Efesios 5:17). ¿Cuántos somos insensatos, siguiendo nuestro propio camino y haciendo lo nuestro y después esperamos que el Señor bendiga nuestras malas decisiones?

"No os embriaguéis con vino, en lo cual hay disolución; antes bien sed llenos del Espíritu" (Efesios 5:18). ¿Cuántos de nosotros tratamos de escapar de la dura realidad de la vida bebiendo hasta lograr olvidar, sólo para quedar deprimidos?

"Hablando entre vosotros con salmos, . . . alabando al Señor en vuestros corazones" (Efesios 5:19). ¿Cuántos podemos decir en cualquier situación: "Alabado sea el Señor de todas maneras"?

"Dando siempre gracias por todo al Dios y Padre, en el nombre de nuestro Señor Jesucristo" (Efesios 5:20). ¿Cuántos podemos dar gracias en todo?

Con esta ayuda de Pablo, el gran psicólogo, debemos poder analizar los patrones de conducta de los que vienen a vernos en su necesidad. Después de escribirlos, debemos planear, con respaldo bíblico, las correcciones del futuro. Debemos ofrecer esperanza e inspirar al individuo a desear cambiar. Debemos mostrarle que a los que conocen al Señor, el Señor les da la gracia y la fuerza para corregir el pasado y triunfar en el futuro.

"El pueblo que conoce a su Dios se esforzará y actuará" (Daniel 11:32).

"Me ceñiste de fuerzas para la pelea" (2 Samuel 22:40).

"Yo soy tu Dios que te esfuerzo" (Isaías 41:10).

"Pero los que esperan a Jehová tendrán nuevas fuerzas; levantarán alas como las águilas; correrán, y no se cansarán; caminarán, y no se fatigarán" (Isaías 40:31).

Cuando se haya hecho la lista de las necesidades, se haya establecido las correcciones, y se haya proclamado la esperanza, entonces podremos hacer una lista de metas positivas. Toda persona deprimida necesita algo que la anime hacia el futuro. ¿A dónde quiere ir? ¿Qué quiere aprender? ¿Adónde quiere estar de aquí a un año? ¿Quiere tener nuevas amistades? ¿Quiere ayudar a otros? ¿Quiere una mejor relación con su cónyuge? ¿Necesita planear tiempo a solas con cada hijo o hija?

Haga que la persona ponga por escrito sus pensamientos y que se lleve el papel consigo. Fije una fecha en el futuro para reunirse de nuevo y revisar su progreso. Antes de considerar terminado su trabajo, compruebe la condición física del cliente. ¿Está cansado todo el tiempo? ¿Consume mucho azúcar? No somos médicos, pero me he dado cuenta de muchos problemas de salud y dieta en los individuos y les he dirigido a que consulten al médico.

Conocí a Avis en Indianápolis, donde oró conmigo para recibir a Cristo. Ella había estado deprimida, así que le envié mi cinta sobre "Defeating Depression" (Cómo derrotar la depresión). Más adelante me mandó esta carta:

Hasta donde puedo recordar he tenido dos personalidades: una Avis risueña, amigable, bondadosa, y una Avis triste, callada, preocupada y mala. Después de casarme y mientras criaba a mis hijos, era como el Dr. Jekyll y el Sr. Hyde. A menudo era cruel, tenía una actitud de mártir, y un deseo de escaparme a mi caparazón. También un antojo por dulces que ocurría junto mi pesadez e hinchazón. Mis médicos no hallaban ningún remedio para mí aparte de tranquilizantes o un cóctel de vez en cuando.

Me doy perfecta cuenta de que la química de mi cuerpo debe haber atravesado cambios severos cada mes y que mi dieta y actividad era una influencia grande. Hace varios años me inscribí en un programa de control de la dieta, perdí como 15 kilos, y hacía ejercicio a diario. La vida fue muy diferente durante ese tiempo. Ahora ya no experimento el desequilibrio que solía ocurrirme. No hay depresión. Claro que con eso está el hecho que ando a diario con Cristo y mi vida espiritual está floreciendo. Debo concordar con usted, Florence, en cuanto a que la única respuesta a la depresión es una respuesta espiritual. En mi búsqueda de una respuesta espiritual, fui guiada al plan de dieta y ejercicio, lo cual fue una respuesta física. Parece que los miembros de la misma familia a menudo tienen los mismos achaques. Mi hermano también tenía arranques súbitos de odio y soledad, y nada le sacaba de ellos. Su esposa solamente continuaba amándolo y esperando a que él "regresara."

Él comía caramelos por montones y bebía mucha cerveza. Hace pocos años tuvo un ataque de algo que le afectó los ojos y le dejó con un punto ciego muy grande en el centro de un ojo. Se le aconsejó controlar su dieta, en particular el azúcar, y su salud física y emocional mejoró.

Recientemente tuvo otro ataque en los ojos pero sin ningún daño adicional. Admitió que no había seguido su plan de dieta. Entonces vio la importancia de su dieta, su disposición y la salud de su cuerpo, y cómo todo eso trabaja junto.

Cuando yo estaba escribiendo a máquina su lista de los pasos de la depresión, él los leyó y admitió que había llegado al paso 14.

Muy frecuentemente recuerdo sus palabras y ejemplos de las cintas. La palabra gozo ha tenido el efecto más profundo en mi vida diaria. Le agradezco por la oportunidad que me dio para estudiar detenidamente todas esas verdades hermosas y absorber su significado. Mi esposo me ha dicho que puede sentir mi nueva actitud de amor hacia él. Tengo que admitir que también tengo una nueva actitud de amor hacia muchas otras personas.

Con amor y gozo, Avis

Cada vez que asesoro a las personas, siempre les asigno una tarea sencilla. Me aseguro que la tengan por escrito y hago hincapié de lo importante que es que la hagan. También dejo bien claro que no quiero volver a oír de ellos mientras no la hayan completado. La tarea puede ser tan sencilla como limpiar el clóset o preparar una cena decente. Puede ser leer el libro de Filipenses o memorizar un Salmo.

El asignarles una tarea hace que la persona sincera se ponga a trabajar y hace que los no sinceros no vuelvan.

Muchos quieren ayuda adicional. De su propia lectura, sugiérales algunos libros. Deles un ejemplar de este libro. Tenga disponibles algunas referencias para su estudio futuro. A las personas deprimidas que logran alguna victoria, se les debe animar para que se preparen para ayudar a su vez a otras personas.

Ayer me llamó Lois. Ella está criando a sus dos nietos y tiene muchas razones para estar deprimida. Me dijo cuánto le han ayudado mis cintas. "La otra noche estaba muy deprimida. En el pasado no sabía qué hacer cuando mi espíritu se hundía, pero ahora saco una de sus cintas y la oigo mientras plancho la ropa. Mientras usted habla mi depresión se levanta, y cuando usted ora al final, yo oro con usted. Le digo a todo el mundo que oiga sus cintas."

Tenga cintas disponibles para prestarlas a las que necesitan que se les levante el ánimo como Lois lo necesita.

Averigüe qué asesores, pastores, médicos y psicólogos están disponibles en su área y envíe a cualquier persona seriamente perturbada a uno de ellos. Es mejor que les dé algunas alternativas entre las cuales escoger, para que no le echen la culpa si no hallan buenos resultados. También conozca las agencias que proveen servicios de salud mental en su área, y mantenga a mano los números de los centros de crisis.

Asesorar es trabajo duro. Me agoto más en un día de contacto de persona a persona que cuando dicto alguna conferencia; pero la recompensa, la evidencia del cambio de una vida, es hermosa.

Barbara es una joven espigada, elegante, que parecía una modelo en un grupo de mujeres en Tucson. A medida que se me acercaba, por un instante deseé tener su juventud y figura. Su cabello rubio y sedoso caía sobre los hombros y rebotaba como los rizos en los comerciales de televisión. Barbara parecía como una Reina de Belleza Estadounidense, pero estaba deprimida. Me dijo que estaba en el paso 17, tendencias suicidas, y que había estado pensando en varias maneras de matarse. Me dijo: "Estoy deprimida y no tengo razón para estarlo."

A medida que comenzamos a investigar su pasado, ella mencionó que se deprime cada noviembre. Ella había mantenido sus calendarios por años, y en noviembre todos los días estaban rotulados: "Día de a perros, día de a perros, día de a perros." Permanecía deprimida hasta el verano, cuando empezaba la práctica de porristas, y se mantenía contenta toda la temporada de fútbol americano. Pero cuando las porras se acababan dejaba de estar contenta.

¿Qué es lo que Barbara estaba buscando en su vida? Atención. Quería ser el punto central para el equipo deportivo, pero cuando la temporada se cerraba, ella también. "¿Puede ser posible," pregunté, "que se deprime porque necesita un poco de atención?"

"Ah, no," respondió rápidamente, "no lo hago a propósito."

Cuando le hice preguntas sobre cuándo se deprimió, se entusiasmó para contarme cómo sus amigas la rodeaban cuando se deprimía. "Me rodean como enjambre de abejas y me dicen: 'Anímate, Barbara.' 'Pobre, querida Barbara.' 'No podemos divertirnos nosotras, Barbara, si tú estás desdichada.' "

El problema auténtico: ella era egocéntrica y necesitaba la atención constante. Finalmente admitió que disfrutaba cuando la gente se preocupaba por ella, la protegía y le impedía suicidarse. Confesó que en realidad no quería matarse pero sólo quería intentarlo a fin de recibir atención.

Le expliqué cómo este esfuerzo desesperado por llamar la atención nunca satisface, y miramos las alternativas y las consecuencias. Barbara convino en confesar su naturaleza egoísta como pecado y le pidió a Dios que le diera paz aunque nadie la mirara. Tuvo que descartar su patrón establecido de conducta. De buen grado cambió cuando entendió la causa de su depresión.

Después de un tiempo, Barbara me escribió la siguiente carta e incluyó una foto de ella sentada en un campo de flores amarillas, ¡en caso de que me hubiera olvidado cómo se veía!

Querida Florence:

Quiero agradecerle por hablar conmigo en el seminario de Tucson en abril. Usted es simplemente fantástica, e hizo un cambio total en mis actitudes y pensamientos. Sus pláticas fueron excelentes, pero lo que más me impresionó fue que usted se interesó en mí lo suficiente como para hablar conmigo "especialmente" y en realidad puso sus palabras en acción. ¡El sólo hablar con usted me animó mucho!

Me siento como que me he recuperado de mi depresión y estoy muy feliz. No quería escribir y agradecerle muy pronto. Tenía que asegurarme que era de "verdad," y ahora estoy segura de que sí.

La gente me preguntó sobre su seminario y no les dije mucho porque quería ver si notaban algún cambio en mí. A la semana todos comentaban que yo parecía diferente; y aún ahora la gente está asombrada por el cambio. ¡Debe ser de verdad!

Trabajo con un grupo llamado Young Life ("Vida joven"), y Dios ha puesto en mi vida una joven de secundaria. Se parece mucho a mí, y está atravesando por la depresión, lástima de sí misma, etc., es decir, todas las cosas que yo atravesé. Es simplemente hermoso conversar con ella, y darle ideas sobre el cambio partiendo de mis experiencias y, lo mejor de todo, ¡verla salir de su depresión! (¡Su cinta en realidad ayudó!) Es grandioso ayudar a otras; ¡me hace olvidarme de mí, mí, mí! Otra vez, muchas gracias. Usted está haciendo un gran trabajo para Cristo y ¡su premio será grande! ¡Que Dios la bendiga!

¡Gracias por enseñarme lo que quería saber!

Con amor,
Barbara

capítulo 12

¿Qué del suicidio de adolescentes?

En 1978, cuando escribí la primera edición de este libro, se hablaba muy poco del suicidio de adolescentes. Había muchos casos, estoy segura, pero lo oíamos rara vez porque, en la mayoría de casos, las familias humilladas trataban de esconderlo, sin querer que alguien supiera lo que había pasado. Con un 300 por ciento de aumento en 20 años y con una epidemia de "suicidios en grupos" reportados en comunidades prósperas, el suicidio de adolescentes de repente ha llegado a ser una preocupación principal en cuanto a la salud mental.

De repente tenemos un problema en nuestras manos. ¿Cómo sucedió esto? La depresión en los adolescentes no ocurrió de la noche a la mañana. Las causas detrás de estos hechos espantosos no salieron de la nada. Se los ha estado cultivando silenciosamente por varios años.

Veamos detrás del problema momentáneo a dónde comenzó todo.

NECESIDADES DE LOS NIÑOS

Los psicólogos nos han dicho por años que las dos necesidades básicas que tenemos al crecer son de amor y seguridad. La Biblia dice: "El mayor de ellos es el amor" (1 Corintios 13:13) y "el amor cubrirá multitud de pecados" (1 Pedro 4:8).

Aprendemos como creyentes que tanto el amor como la seguridad vienen del Señor. "El amado de Jehová habitará confiado cerca de él" (Deuteronomio 33:12). "En el temor de Jehová está la fuerte confianza" (Proverbios 14:26).

Sin embargo, los niños derivan sus sentimientos de amor y sentido de seguridad de sus padres y de la situación en su hogar. Dios propuso que los niños nazcan en un hogar de amor que los cuida y en el que hay un sentido fuerte de seguridad. La madre y el padre trabajan juntos para formar este tipo de hogar.

Durante los últimos 15 a 20 años, mientras esta generación de gente joven ha estado creciendo, mucho de lo que la Biblia considera normal ha cambiado. A medida que todos hemos sido "liberados," a medida que las madres han salido a trabajar, a medida que los hijos han sido puestos en guarderías infantiles, a medida que niños de "llave al cuello" han vuelto de clases a jugar en casas vacías, a medida que las comidas rápidas han reemplazado las cenas de familia, a medida que nos hemos convertido en una sociedad móvil con raíces desenterradas, a medida que la versión de televisión de la vida familiar ha reemplazado a la nuestra, hemos perdido la visión de lo que propuso Dios que sea la familia.

A pesar de lo bien que pensemos que nos hemos ajustado y el ambiente material que tenemos para nuestros hijos, mucho mejor que el que teníamos en la niñez nuestra, los corazones de nuestros adolescentes todavía anhelan lo mismo que nosotros anhelábamos. Queríamos saber que alguien nos quería y saber que si teníamos problemas en la escuela había un hogar seguro a donde llegar. Podemos cambiar nuestro estilo de vida, pero no podemos cambiar las necesidades innatas de la naturaleza humana.

¿Cómo percibe amor el niño? Mediante el toque y el tiempo. Un niño necesita la atención física de alguien que le quiere. ¿No es sorprendente como un nene sabe cuándo su madre lo está abrazando en lugar de otra persona que lo levanta? El niño anhela con ansia el toque de cariño, y muchos adolescentes en estos días están gritando que alguien les quiera.

Los hijos relacionan el amor con el toque y también con cuánto tiempo pasamos oyendo de persona a persona lo que tienen para decir.

Asesoré a una pareja que tenía problemas matrimoniales. Ambos eran creyentes atrapados en el ritmo rápido de la vida buena. Estaban separados, y cada uno tenía un trabajo emocionante, enormes pagos de hipoteca y carros caros. Trabajaban frenéticamente para mantener su estilo de vida. Les indiqué que casi no tenían vida, y mucho menos un estilo de vida. En alguna parte de su explicación de sus problemas mencionaron al pequeño Jimmy. "¿Quién es Jimmy?" pregunté.

"Ah, es nuestro hijo de tres años."

"¿Quién lo cuida?"

"Dividimos la responsabilidad," dijo la madre. "Él pasa cuatro días con su padre y tres conmigo. Nuestra separación no lo molesta en lo más mínimo."

Cuando les hice preguntas sobre los detalles específicos de tal arreglo, hallé que cuando estaba "con papá" estaba en la guardería infantil y cuando estaba "con su mamá" estaba con una niñera. Puesto que los dos trabajaban hasta la noche o tenían actividades sociales y el niño ya dormía cuando lo recogían, el único tiempo que pasaban juntos ¡era cuando iban a dejar al niño con la niñera por la mañana! No tenían ni la menor idea de cómo estaba el niño ajustándose a su separación; ambos estaban demasiado ocupados manteniendo su estilo de vida.

"¿Se dan cuenta de que están criando a un adolescente deprimido?" le pregunté a ella.

"Pero solamente tiene tres años," dijo la madre a la defensiva.

"Lo sé, pero las semillas de la depresión en la adolescencia comienzan con un niño que no se siente amado, que no pasa tiempo con sus padres, preferentemente juntos, y por consiguiente se siente rechazado."

Esta era la primera declaración que yo había ofrecido y que pareció hacer alguna impresión en esta pareja bien intencionada envuelta en su propia búsqueda de amor y seguridad. Ellos prometieron pasar la noche conversando si la vida del hijo valía lo suficiente como para cambiar su propio estilo de vida.

A NADIE LE IMPORTA

El hilo común en los adolescentes deprimidos es un sentimiento que a nadie le importan. "Nadie en realidad me quiere." "Si me muriera nadie se daría cuenta." "Fuera más fácil para todos si simplemente yo no estuviera aquí."

"¿De qué sirve vivir?" Si un joven siente que los padres (por lo menos uno de ellos, pero preferiblemente ambos) en realidad lo aceptan tal como es, lo aprueban como una persona y les dan atención de persona a persona por lo menos de vez en cuando, no querrá terminar con todo.

Si se siente apoyado por su familia en sus varias actividades y aventuras, y sabe que el hogar es un lugar de refugio en donde personas que le quieren lo esperan, probablemente regresará. Robert Frost dijo: "El hogar es un lugar donde, cuando uno tiene que ir allá, ellos tienen que recibirlo."

Pero si le da lo contrario, una casa vacía, aunque tenga un televisor de pantalla gigante, abundantes pizzas y su propia cama de agua, se sentirá solo y rechazado. Una sala lujosa, sin nadie de la familia sentado allí, no es sino una vitrina. Hay tantos adolescentes solos hoy en día que piensan que a nadie le importan.

Algunas veces oímos de algún adolescente que se suicidó y dejó una nota que explica que lo hizo porque su novia lo dejó. Nosotros los adultos, con alguna perspectiva de la vida, no podemos imaginarnos por qué una cosa tan pequeña pueda desatar un suicidio, porque cuando éramos jóvenes pasamos por muchas experiencias que nos destrozaron el corazón y podemos recordar cómo nos afligimos dramáticamente por unos días y después seguimos adelante. Lo que no nos damos cuenta es de la soledad penetrante que atrapa a los adolescentes de hoy, los cuales están convencidos que a sus padres no les importan.

Un joven me dijo: "Mi madre me dice a cada rato: 'No veo el día en que crezcas y te vayas para que pueda hacer convertir tu dormitorio en oficina.' "

Una joven cita a su madre: "Eres la última en la fila y estoy harta de criar hijos." Estoy segura que esas madres son mujeres bien intencionadas, y que han hecho lo mejor que han podido, pero los adolescentes toman esos comentarios como rechazos.

Cuando perciben que sus padres tienen poco tiempo para ellos, están muy ocupados con sus propias carreras, o verbalmente les expresan sus deseos de que crezcan y se vayan, buscan relaciones familiares con adolescentes

parecidos. Buscan amor y seguridad en sus amigos, y, como dice la canción popular, están "buscando el amor en todos los lugares equivocados."

Ya que muchos adolescentes establecen relaciones sexuales con sus amigos, tienen un vínculo entre sí que va más allá de nuestra compresión. Al recibir de sus amigos el tiempo necesario y el toque que solíamos recibir de la familia, y entonces sentirse rechazados por esa persona especial cuyo respaldo era su vida, pueden caer en una depresión que está fuera de proporción respecto a los hechos verdaderos.

"DIOS ESTÁ MUERTO"
El poeta Coleridge dijo:

Esta alma ha estado sola en un mar ancho, ancho:
Estaba tan sola que Dios mismo parecía escasear allí.

Para muchos adolescentes, incluso jóvenes creyentes, Dios "parece escasear allí." Fue en una cubierta de la revista *Time,* de los años sesenta, que apareció la famosa frase: "Dios está muerto." Así se reconoció el creciente secularismo de la sociedad. Cuando la familia se está destruyendo y se ha descartado a Dios como muerto, ¿qué tiene un joven a qué aferrarse? ¿Hay alguna esperanza para nuestra juventud del futuro?

ESPERANZA PARA ESTA GENERACIÓN
El primer paso para cualquier cura es enfrentar el problema y querer hacer algo al respecto. La publicidad ampliamente extendida sobre el suicidio de adolescentes nos ha hecho detenernos y escuchar. La epidemia nos ha agarrado por el cuello y no nos soltará mientras no prometamos hacer algo al respecto.

¿Qué del suicidio de adolescentes?

El periódico *USA Today* dice: "Tal como no hay una sola causa para el suicidio, no hay sólo una solución; pero hay muchas maneras de ayudar a nuestros perturbados jóvenes. Los padres pueden ayudar por ser abiertos y estar disponibles. Los amigos pueden ayudar por mostrarles que se interesan. Los maestros pueden ayudar por buscar jóvenes perturbados para hablar. Todo el mundo puede ayudar por reconocer las señales de aviso del suicidio."

¿Cuáles son las causas y las señales de aviso? La siguiente lista le dará algunas pautas e ideas para conversar con un adolescente perturbado para abrir la comunicación sobre causas posibles de su depresión presente. Permítale que comente de la manera que quiera, y no le diga que sus sentimientos están equivocados, aunque usted sepa que lo están.

Cuando mi hijo Fred era adolescente, recuerdo que le llevé una noche a cenar. Revisamos esta lista. Le pedí que añadiera otros síntomas que él supiera de sus amigos. Él contribuyó: "Pésimos hábitos en la alimentación," expresando cuán pocos de sus amigos comen con toda la familia y cuántos viven de comida chatarra. También mencionó como los padres "derriban a sus hijos" y los hacen sentir que no valen nada. Cuando le pregunté en cuanto a la fe en Dios, él dijo: "La mayoría de muchachos, incluso los cristianos, en realidad no creen que Dios sabe quiénes son, y no ven ninguna luz al final del túnel."

Es sorprendente cómo la gente joven en realidad habla cuando uno se sienta con ellos lejos del torbellino del mundo, se les compra una cena con un buen bistec, y se les hace saber que usted se propone de escuchar.

No preguntamos a nuestros hijos cómo están porque tenemos miedo que nos lo van a decir y no sabemos cómo responder a sus respuestas.

**Para diálogo: Posibles causas de la depresión
en los adolescentes**

- Rechazo temprano
- Adopción
- Tensión familiar
- Padrastros
- Mudanzas frecuentes
- Soledad
- Incapacidad en el aprendizaje
- Sobrepeso
- Baja estima propia
- Rivalidad entre hermanos
- Suicidio de amigos
- Falta de fe
- Ideas equivocadas de la muerte

- Comunicación escasa
- Malos hábitos en cuanto a comer
- Falta de amor
- Promiscuidad
- Embarazo
- Aborto
- Música de *rock* duro
- Satanismo
- Drogas y alcohol
- Enamoramientos rotos
- Normas altas
- Legalismo en la religión

Síntomas de depresión en adolescentes

¿Cuáles son algunas señales de advertencia de que un adolescente está en problemas? Aunque los síntomas mencionados en el Capítulo 3 son pertinentes para todas las edades, hay algunas señales adicionales que parecen ser específicas en los adolescentes.

- *Cambios en el comportamiento.* Se debe examinar cualquier cambio en la actitud como señal de una posible depresión. Tal cambio podría incluir arranques repentinos de cólera, ataque verbal a los miembros de la familia o retraimiento de las actividades usuales.

- *Rebaja en calificaciones.* Cualquier rebaja súbita en calificaciones o en el interés en los estudios puede significar la depresión o el uso de drogas.

- *Amigos diferentes.* Cuando abandonan a los antiguos amigos, y los nuevos parecen ser de naturaleza dudosa o no permiten que los padres los conocen, hay que sospechar en cuanto a drogas, depresión o las dos.

- *Mirada perdida y actitud aburrida.* De nuevo, estos síntomas pueden señalar la depresión o alguna clase de droga. El 50 por ciento de los suicidios de adolescentes tienen que ver con drogas, así que estos dos problemas a menudo van mano a mano.
- *Cambios notables en las costumbres al comer.* Cualquier desorden en sus hábitos al comer es una señal de depresión: anorexia (pasar hambre para estar lo suficientemente delgada como para satisfacer una imagen propia endeble) o bulimia (comer hasta hartarse y entonces provocarse el vómito). Una muchacha me dijo que había estado haciendo esto después de cada comida por dos años y parecía que sus padres nunca se habían dado cuenta.
- *Cambios en los patrones de sueño.* El uso de drogas puede causar modorra constante o una personalidad hiperactiva. Aun sin drogas, un adolescente severamente deprimido a menudo tendrá problemas para dormir o parecerá desmayarse en cualquier oportunidad posible. Como con los adultos, el patrón de sueño puede oscilar en cualquier dirección, pero un cambio puede significar problemas.
- *Habla de suicidio.* Antes de que un joven se quite la vida, por lo general habla de la idea con su familia para ver su reacción. Si el padre dice: "Sólo un idiota se mataría a sí mismo," y si la madre pregunta: "¿Por qué mencionará tal cosa un muchacho bueno como tú, de una familia buena como la nuestra?", el adolescente sabrá que él y sus padres viven en diferentes planetas. Si su hijo trae a colación el tema, escuche y perciba lo que el muchacho o la muchacha opina; pregunte por qué los adolescentes están haciendo tales cosas. No moralice ni sermonee. Recuerde, el hijo o la hija está preguntándole si en realidad lo ama.

• *Señales escritas.* Con frecuencia los adolescentes perturbados escribirán notas que dan ideas de sus sentimientos. Sus ensayos para las clases pueden aludir a la muerte y a lo mejor escribe notas de práctica para un suicidio y espera ver su reacción. Recuerde, él piensa que a usted no le importa.

• *Regalar posesiones.* Si un adolescente comienza a regalar su radio o su saco preferido, o hace una lista de lo que quiere que sus amigos tengan cuando él ya no exista, asegúrese de tomar muy en serio este patrón desusado.

• *Intento de suicidio.* Una vez que un adolescente lo ha intentado y falló, hay una probabilidad alta de que él o ella lo intenten de nuevo. Muchos padres miran este intento solamente como algo para llamar la atención, pero se lo debe considerar válido. Busque en la casa armas y drogas. Cuando un adolescente vuelve del hospital después de un intento de suicidio, dese cuenta de que éste es el tiempo más probable para intentarlo otra vez.

¿QUÉ PUEDEN HACER LOS PADRES?

¿Qué pasos podemos dar para reducir la posibilidad de que algún adolescente que conocemos pudiera quitarse la vida?

Oiga lo que dice a sus hijos. ¿Les llama tontos? ¿Les dice que son lerdos? ¿Torpes? ¿Tercos? Cualquier cosa que les diga se les queda en la mente. Una muchacha con la que hablé, hija adoptiva de líderes cristianos, me dijo que cada vez que su madre se enfadaba con ella le llamaba "ilegítima" y decía: "Probablemente saldrás como tu madre." Supongo que esa madre pensaba, si acaso pensaba, que la hija no sabría lo que quería decir, pero al crecer lo entendió, y cumplió esta profecía negativa al embarazarse en su adolescencia.

Lo que nos oyen decir influye en la opinión que tienen de sí mismos. Una imagen propia baja lleva a la depresión.

Mantenga el cristianismo como una influencia vibrante y positiva en casa y no como una lista de cosas que los creyentes no pueden hacer. Tantos hogares legalistas, en los que los padres viven en la iglesia la mitad del tiempo, producen hijos rebeldes silenciosos que de repente se fugan, ingieren drogas o quedan encintas. Si Jesús no es emocionante en su vida, sus reglas no van a tener ningún sentido para sus hijos.

Oiga lo que tienen que decir. Tantos adolescentes en problemas me han dicho: "Traté de decírselo a mi madre, pero ella no quería oír." Mi hijo siempre parecía que más quería hablar precisamente a medianoche, así que me esforzaba para despertarme y oirle. Me di cuenta de que podría dormir cuando él se hubiera ido de casa, pero nunca podría recuperar lo que él me quería decir pero no pudo porque yo no quise oír.

Estudie respecto a las drogas y sepa los síntomas de cada tipo para que pueda reconocerlos si toman asiento frente a usted. Pocos adultos cristianos tienen idea de lo que está disponible para los jóvenes libremente hoy.

Hágales saber que la vida tiene problemas, y enséñeles cómo lidiar con las desilusiones en lugar de huir de ellas. Un ex-vicerrector de California dijo:

Pienso que el alcoholismo es el problema más grande. Uno de cada 16 estudiantes de último año de escuela secundaria participa de forma dañina en la bebida a diario. ... El muchacho rompe con su novia, no se puede llevar con sus padres. La sustancia química es lo único en que puede confiar. Funciona siempre. A estos muchachos no se les ha enseñado cómo tratar con el fracaso de una manera normal. En lugar de hacerle frente, lo amortiguan con medicina.

¿Cuántos de nosotros como padres amortiguamos con medicina los dolores de la vida en lugar de lidiar con ellos? Los padres de hoy en día tienen miedo de ser padres. Muchos han perdido el control de sus hogares y el divorcio ha devastado a muchas familias.

Un muchacho de 17 años en un programa de rehabilitación, quien había sido un poliusuario (alcohol y drogas) explicó: "Uno llega a ser adicto a todo el escape. Ni problemas, ni preocupaciones; es la zona de penumbra. Yo no quería que me dejaran fuera. Quería ser parte del grupo." Su gran escape le llevó a vender drogas y después a robar. A fin de cuentas, su tratamiento de recuperación costó como $10,000 al mes. Sí, ¡al mes!

Asegúrese de que entienden claramente cómo sucede el embarazo. Pensamos que con toda la charla floja de hoy y la educación sexual en las escuelas, ellos deberían saberlo todo. Sin embargo asombrosamente ni siquiera se dan cuenta realmente de que les puede pasar a ellos. Hace un tiempo en San Diego, hubo lo que se llamó "una epidemia de embarazos en la adolescencia." La comunidad se asombró de que estas muchachas no lo supieran mejor, y un columnista trató de poner una nota de ovación en la epidemia cuando escribió: "Felizmente, la mayoría de embarazos termina en aborto." Desdichadamente, muchos también terminan en suicidio.

Sepa dónde está su hijo y no le dé tardes sin supervisión en su propia casa o en alguna otra. En el pasado los adolescentes se besuqueaban en los carros estacionados. Ahora quedan embarazadas en la cama de mamá a las 3:00 de la tarde. Sé que no podemos vigilarlos a cada minuto, pero tenemos que estar conscientes de lo que está pasando y no facilitárselo.

No deje que su hijo o hija se una a un club satánico aun si "todos" lo están haciendo. Si comienzan a ponerse sólo ropa negra y maquillaje blanco, verifíquelo. Esta participación lleva a más conducta perversa, y se ha conectado muchos suicidios a lo que comenzó con una actividad que juzgaron inocente. Tenga cuidado con los juegos de video, de lo que se tratan y cuánto tiempo pasan en ellos.

Una mujer llamada Pat Nordman me escribió acerca de su hijo. "Quiero contarle la historia del suicidio de mi hijo mayor."

Charles era callado, brillante y perfeccionista, pero no se comunicaba y no podía expresar sus sentimientos. Estuvo en drogas por varios años antes de que lo supiéramos. En su tercer año de universidad vino a casa para las fiestas de Acción de Gracias y confesó que tenía temores, confusión, depresión y pensamientos del suicidio.

Estaba sumamente nervioso, no podía soportar el ruido, quería estar solo. Se enfermó físicamente varias veces, y repetía: "Tengo que enderezar mi cabeza." Quería dormir todo el tiempo, y luego encontramos una botella vacía de pastillas para dormir en su cuarto.

Cuando regresó a la universidad intentó suicidarse, pero las autoridades nunca nos llamaron. Durante las vacaciones de Navidad volvió a casa, se fue al bosque detrás de casa y se mató de un disparo.

La tragedia es muy especial y muy frágil. También lleva gran responsabilidad. La muerte de Chuck duele muy hondo, pero por nuestras lágrimas esperamos ver a otras vidas salvadas. La muerte de Chuck, prematura y anormal, no puede y no va a ser en vano.

Ahora Pat está disponible para hablar a grupos y está a menudo en la radio con la esperanza de que su testimonio sea usado para prevenir otros suicidios. Algunos de sus comentarios son: "Nuestras expectativas en cuanto a él eran demasiado altas ... nunca le dimos oportunidad de ser joven."

"No le dejamos ser él mismo. Queríamos una copia al carbón de nuestros propios hábitos de trabajo e ideales."

"No nos dimos tiempo para decirle que lo queríamos; nunca le abrazamos físicamente."

El consejo de Pat: "Amen a su hijo incluso antes de que nazca. Olvídese de una casa inmaculada por los primeros cinco años. Acune al niño, y léale y cántele. No lo envíe, sino vaya con él a la iglesia y días de campo. Lo más importante, tóquelo. Rodéelo con sus brazos y frótele la espalda."

¿QUÉ PUEDEN HACER LOS ABUELOS?

Siga las sugerencias previas, pero más que nada recuerde que usted tiene un lugar muy especial en el corazón de cada nieto. Usted puede ser una influencia cariñosa, que da abrazos que el hijo o hija tal vez no recibe en casa. Nunca haga comparaciones negativas; simplemente dele el amor y la estabilidad adicionales que el niño necesita. Permita que hable con usted sin percibir condenación, de modo que cuando el niño o la niña siente un peso en el corazón, sepa que usted le va a oír. Cultive una relación de confianza y no traicione la confianza diciendo en público algún detalle curioso que le dijo en privado. Recuerde que un abuelo cariñoso puede cubrir una multitud de pecados.

¿QUÉ DEBE HACER LA IGLESIA?

¡Qué grandioso sería si la iglesia trabajara para prevenir los problemas en vez de escandalizarse cuando suceden! Me emociona mucho hoy cuando voy a diferentes iglesias y veo cuántas están conscientes de los problemas de las personas y cuántas están haciendo algo al respeto. La iglesia necesita enseñar a sus adolescentes sobre el peligro del sexo antes del matrimonio, las drogas y la depresión que lleva a un posible suicidio. El diálogo debe ser abierto y directo, y no un sermoneo. Una muchacha vino a verme después de que hablé en una escuela secundaria cristiana grande y me dijo: "Vaya, ¡no sabía que algún adulto en realidad supiera cómo nos sentimos!"

Tenemos que hacer nuestra tarea en la iglesia al entrenar a nuestros líderes de adolescentes sobre cómo darse cuenta y tratar estos problemas. Debemos tener a mano nombres y números de las líneas locales especiales de teléfono para cada circunstancia y asesores de crisis. Necesitamos estudiar sobre las drogas y estar atentos a las señales de los que pueden estar metidos en ellas. Tenemos que hacer de la familia la prioridad más alta en nuestras iglesias y enseñarles a comunicarse unos con otros.

Una líder cristiana me dijo que su hijo estaba en un centro de rehabilitación para curarse de su adicción a las drogas. Para mantenerlo en el programa, los padres tenían que asistir dos noches a la semana, sentarse al frente del muchacho en una mesa y, con el acicate del asesor, hablar entre sí por tres horas seguidas. Me dijo que era lo más difícil que jamás había hecho. Al principio nadie tenía nada que decir. Después de un rato comenzaron a dar rienda suelta a su cólera sobre el muchacho y el consejero tuvo que intervenir. Finalmente aprendieron cómo comunicarse de manera positiva y agradable.

¿No sería una idea novedosa para las iglesias reunir a las familias, hacer que se sienten mirándose unos a otros, con una persona ajena como monitor, y enseñarles cómo hallar algún terreno común de interés en el cual puedan cultivar algunas relaciones significativas? ¿Por qué esperar hasta que el hijo o la hija esté en drogas antes de encontrar lo que le ha estado carcomiendo por dentro y por años?

¿Por qué esperar hasta que el esposo está listo a dejar a la esposa antes de resolver los conflictos?

La iglesia debe ayudar a los padres a fijar pautas consistentes de las normas de conducta para sus adolescentes, de modo que todos estén hablando con una misma voz. ¿Por qué no pueden nuestras iglesias hacer frente a estos problemas y ayudar a los padres consternados en lugar de hacerse de la vista gorda y esperar que el asunto desaparezca porque sí?

El Dr. Keith Schuchard, en un discurso titulado "La familia en contra de la cultura de la droga" (pronunciado en mayo de 1978 en Atlanta), sugirió:

Lo principal contra lo que los padres se ven es la presión enfermiza de los amigos, que es reforzada o a menudo incluso creada por una cultura adolescente de rock y drogas altamente comercializada, empacada muy atractivamente y con publicidad seductora. Pero es posible invertir la presión de amigos, y redirigirla a canales más saludables por grupos de padres que cooperan, por presión de padres. Cuando un adolescente dice: "Pero todo el mundo lo hace," por lo general quiere decir sus amigos. Si tres amigos ya no lo están haciendo porque sus padres se han unido y han dicho: 'Tú no lo vas a hacer y es por esto,' entonces dentro de la mente del adolescente de 13 años se da cuenta: "Todo el mundo no lo hace." Si 30 padres se unen y dicen: 'Tú no lo vas a hacer y es por esto,' entonces se puede revertir la presión de los amigos dentro de una clase o un barrio. Mejor todavía, si 300 padres dicen que no lo va a hacer, entonces el hijo crece en una comunidad completamente diferente. Después de todo, la SOCIEDAD, con letras mayúsculas, es usted y yo; la formamos por dos y tres, y docenas.

Los padres tendrán mucha más diversión y un sentido mucho más estrecho de comunidad si ponen esto en práctica en compañía de otros padres. En un tiempo de poderosas presiones de amigos entre adolescentes, los padres también necesitan presión de amigos.

Algunas sugerencias son:

1. Dele al adolescente todo el amor, entendimiento y aprobación como sea posible.
2. Mantenga buena comunicación entre usted y su hijo. Recuerde, esto es una calle de doble vía.
3. Fomente una consciencia de la influencia de los padres y la familia al formar sus valores y normas.
4. Sea buen ejemplo para su hijo.
5. Si es necesario, busque ayuda profesional temprano.

Ayudemos a nuestras familias a prevenir problemas mediante acciones constructivas dentro de la iglesia.

Además de tratar con los problemas humanos que los adolescentes enfrentan, también debemos hacerles saber que hay un Dios que se interesa en ellos y que pueden conocerlo de una manera personal al recibir al Señor Jesús en el corazón. Se les debe enseñar por lo menos Juan 3:16 de una manera que lo haga real en sus vidas, para que sepan que Dios los ama lo suficiente como para haber mandado a su Hijo a morir por ellos para que tengan vida eterna.

Tantos jóvenes con los que he hablado en las iglesias no tienen ningún concepto de la vida eterna. Algunos piensan que la muerte es un vuelo perpetuo de droga. Una asesora amiga mía estaba trabajando con una familia de creyentes cuya hija adolescente ingirió una sobredosis de una mezcla de drogas para suicidarse. Le llevó 27 agonizantes días de convulsiones para morirse. La asesora fue al piso del hospital donde estaban los adolescentes en recuperación de drogas y trajo consigo a un grupo de adolescentes para que vieran a la muchacha gritar de dolor, retorciéndose en la cama, lanzándose al piso, teniendo convulsiones. Los "mariguanos" presenciaron horrorizados esta escena trágica; una muchacha habló por el grupo al decir: "No tenía idea de que así es como uno muere. Pensé que uno toma las píldoras y eso es el final de todo."

La iglesia necesita enseñar a los adolescentes acerca de la muerte, acerca del cielo y el infierno, no de una manera emocional o amenazante, sino en términos claros, directos, serios, para que no se les oiga decir: "No tenía idea de que así es como uno muere." Una víctima de potencial suicidio le escribió a Ann Landers:

Tengo unas pocas palabras de consejo para los que sospechan que alguien que conocen está contemplando el suicidio. No ignoren las señales. Enfréntelos y hágales saber que quiere ayudarles. Unas pocas palabras sencillas, tales como: 'Eres una persona muy valiosa,' o 'Me importas,' hará maravillas. Hágales entender que toda persona es única aunque piense que no lo es. Dígaselo ahora. Mañana puede ser demasiado tarde.

capítulo 13

Cuando es demasiado tarde

Cuando llega la llamada que el hijo de su amiga se mató de un disparo en el patio de atrás o la muchacha de 15 años de la vecina ha tomado una sobredosis de drogas y se está muriendo en el hospital, ¿qué hace usted? La mayoría de nosotros quisiéramos no tener que contestar el teléfono. Simplemente no sabemos qué decir o qué hacer. Mi hija, Lauren Littauer Briggs, ha escrito un libro muy importante, *The Art of Helping* ("El arte de ayudar"). Allí ella muestra a las personas qué hacer y decir en tiempos de trauma: la muerte de un cónyuge o hijo, un suicidio, la pérdida de trabajo, un divorcio, la depresión y muchas otras situaciones. Para cada problema ella menciona lo que debemos decir y lo que no debemos decir a la persona abatida. Cada iglesia, asesor y amigo necesita este libro.

"Nuestra cultura cristiana necesita ser sensible a las necesidades de los que han perdido un ser querido por el suicidio," dice mi amigo Jon, "y ayudar y animar a los que tienen amigos o familiares que hayan tratado de quitarse la vida y no lo lograron. No queremos que se nos deje solos."

Es de gran importancia comprender las emociones de los "sobrevivientes del suicidio." Para ministrar a estas personas que sufren es preciso saber el proceso del choque, alivio, catarsis, depresión, culpa e ira. Se piensa que estas emociones de sufrimiento se sienten diez veces más fuertes que una pérdida normal por muerte. En el caso de nuestra familia, en el que mi hermano se suicidó, pasaron casi diez años antes de que pudiéramos hablar abiertamente de las emociones que todos atravesamos. Ah, hablábamos o mencionábamos a mi hermano, pero no su muerte. Ahora sé, mediante la interacción con otros que han sufrido una pérdida parecida, que esto es normal. Una de las líneas que uso al enseñar mis talleres sobre el suicidio es "el suicidio es un acto singular con un efecto en plural."

¿Qué debemos hacer para ayudar? Si un niño o adolescente se suicida, ¿qué debemos hacer?

Vaya inmediatamente. Si alguna vez hay un tiempo en que su amigo o pariente le necesita, es ahora. No se preocupe de lo que va a decir: No tiene que desempeñarse, sino que tiene que ir y estar disponible para cualquier necesidad que se presente. Ya que los padres están abrumados por la culpa, el hecho de que usted no vaya a su lado verifica en sus mentes que la culpa es de ellos. Lo que más teme la familia es: "¿Pensará la gente que fue mi culpa?"

La hermana de una víctima de suicidio una vez le escribió a Ann Landers:

Una de las cosas más difíciles que tenemos que enfrentar es el número de amigos íntimos, vecinos y compañeros de negocio que rehusan reconocer nuestra pérdida u ofrecer simpatía. Por favor, aconseje al mundo que cuando el suicidio ataca, la aflicción es tan dolorosa como cualquier otro tipo de muerte. Los sobrevivientes necesitan simpatía y palabras bondadosas, quizás más que cuando nuestro ser querido muere de una enfermedad.

Oiga y proteja. Recuerde que sus oídos son más importantes que su boca. No se espera que usted produzca palabras de sabiduría, sino que escuche. Deje que la madre llore; deje que el padre tire las puertas. No les diga que no deberían hacer esto. No se debe condenar nada que les ayude a ventilar su ira o liberar su culpa. A menos que haya atravesado este tipo de muerte, en realidad no sabe lo que haría. Una madre salió y podó sus rosas. Mientras esto relajaba la terrible tensión para ella, las amigas vinieron y le dijeron que no debería estar podando "en un tiempo como éste." No estaba "bien." Pero eso le permitió ventilar su enojo en un rosal.

Mientras escucha al que sufre, también dese cuenta de lo que otras personas pueden hacer o decir que pueda lastimar, y trate de proteger a su amigo. Las discusiones de familia pueden surgir muy fácilmente respecto a quién es el culpable del suicidio. Si es posible, evite esas discusiones diciendo: "No es culpa de ninguno de ustedes. No es su culpa."

Quite la culpa. Después del suicidio de un hijo, una de las primeras emociones que los padres tienen junto con el sobresalto es la culpa, e innatamente tratan de echar la culpa en alguna otra parte. Es una carga enorme en sus espaldas, y piensan que se sentirán mejor mientras más rápido se la quiten y se la endilguen a algún otro. No importa en dónde la pongan verbalmente, la culpa se queda con ellos. A la larga el hecho de comprender que el hijo tomó la decisión, que fue él quien tiró del gatillo, aliviará el sentimiento abrumador de responsabilidad personal.

El Dr. David Baldwin escribe que una de las mejores cosas que el médico de familia, pastor o amigo puede hacer es tratar de quitarle el peso de culpa que viene con el suicidio de un hijo o hija. "Una vez que los padres alcanzan esta convicción, y se dan cuenta de que, sea como resultado del caos interno, un desequilibrio temporal químico, o lo que sea, el suicidio fue acción del hijo o hija y no de ellos, por lo menos habrá aliviado su culpa."

No les diga por qué pasó. De algunas maneras, los que consolamos solemos tratar de embellecer el caos del suicidio tratando de explicarlo. Decimos cosas insensatas. "Yo lo presentía desde hace tiempo." "Si tan sólo lo hubieran tenido en escuelas cristianas." "Nunca deberías haberle dejado ir a esos bailes de la escuela." "Todo el mundo sabía que abusaba de drogas." "Si no hubieras ido a trabajar, esto no hubiera pasado." "Si le hubieras obligado a ir a las reuniones de adolescentes." Y siguen y siguen.

Recuerde, no tiene que decir mucho. Es su presencia la que cuenta. Mi padre me enseñó un pequeño dicho que estoy segura que pensaba que yo necesitaba: "Es mejor mantener la boca cerrada y que la gente piense que uno es tonto que abrirla y eliminar toda duda." Es mejor estar callado que tratar de descartar el dolor mediante explicaciones.

No juzgue. Es tan fácil abrir la boca y decir cosas que después lamentamos, y amontonar juicio sobre padres que ya están afligidos. No juzgue la capacidad de ellos como padres o su espiritualidad. No decida si la víctima del suicidio va a ir al cielo o no. Los padres ya están dudando, pero la única esperanza positiva a la que tal vez puedan aferrarse en ese momento es que verán a su hijo en el cielo. No les retire de sus pies ese rodapié endeble. Si el hijo conversó con usted sobre su salvación o fe en Cristo, ese relato pudiera ser de ánimo para ellos.

Ayúdeles a planear un funeral normal. Debido al estigma social relacionado con el suicidio, los padres a menudo pueden ser persuadidos a pasar por alto el procedimiento normal de la aflicción y a pretender que el asunto nunca sucedió. En los meses que siguen esa omisión llega a ser una emoción negativa, y los padres que atraviesan las etapas de la aflicción lamentan "no haberla procesado adecuadamente."

Algunas veces los amigos bien intencionados le impiden a la madre que vea el cadáver. Por horrible que pueda ser, en la mayoría de los casos si ella desea ver al hijo muerto, no se le debe impedir. Obviamente, si no puede soportar verlo, no la obligue.

El Dr. Baldwin cuenta de un sobrino que se dio un tiro en la cabeza con la pistola del padre. Naturalmente, el padre estaba abrumado por la culpa ya que era su pistola. La madre se preguntaba si ella había denigrado demasiado al muchacho.

El Dr. Baldwin escribe:

Además estaba el dolor, indescriptiblemente intenso, peor de lo que ellos pudieran jamás haber sabido. Su ira, sufrimiento y vergüenza se reflejaron en la manera

*que hicieron los arreglos del funeral de Joey. Queriendo
que todo se acabara lo más pronto posible, decidieron
no tener ni velorio ni horas de visita, ni tampoco recep-
ción en su casa después del funeral. Tampoco acep-
taron llamadas telefónicas.*

*Si yo hubiera tenido entonces la experiencia que he
adquirido con los efectos posteriores al suicidio de un
adolescente, hubiera instado un curso diferente. Por
ejemplo, el funeral de un adolescente que se suicidó se
debe celebrar como se lo celebraría para cualquier otro
adolescente. En verdad, los actos funerales son una
parte importante para ayudar a la familia a recuperar
un equilibrio emocional.*

Así que si usted es parte de la familia de la víctima,
anímelos a hacer lo que hubiera hecho si el joven hubiera
fallecido de causas más aceptables. Ayúdeles a escoger el
ataúd, planear las horas de visita, revisar los rituales que
sean normales para su iglesia y tener un funeral donde se
digan comentarios positivos sobre la víctima. Vaya a verlos
nuevamente más tarde. No se vaya a la casa del funeral y
diga: "Me alegro que ya se acabó," y desaparezca de la vista
como muchos lo hacen. Manténgase en contacto, llame por
teléfono y vaya a visitarlos. Una vez que la etapa de sobresalto se termina, se asienta una culpa profunda. Los sobrevivientes sienten que todos los han abandonado. Este
abandono percibido añade a sus sentimientos de auto condenación y desata problemas matrimoniales, pensamientos
de suicidio para ellos mismos y dudas de si se están
volviendo locos.

A menudo se dan a la murria repasando los comentarios
que la gente hizo y decidiendo que todo fue de condenación. Los hermanos de la víctima tal vez se sienten de
alguna manera responsables por la muerte y a veces también

ellos contemplan el suicidio. Se sienten abandonados y aislados, fuera ya que toda la atención se la puso en los padres y la memoria de la víctima. El libro de mi hija Lauren tiene un capítulo titulado "The Forgotten Griever" ("El afligido olvidado"), que fue inspirado por la forma en que se sintió cuando mis hijos murieron y nosotros no reconocimos las necesidades de ella debido a nuestra propia experiencia de aflicción.

Recuerde que cuando se acaban los panegíricos, se cierra el ataúd y se han caído los botones de los geranios, los sobrevivientes se enfrentan con la severa realidad de que se ha ido su hijo. Su cuarto está vacío, su lugar en la mesa queda vacante y un palio de vergüenza pesa sobre la casa. Los demás ya han vuelto a su trabajo y parecen sentarse en silencio o hablan de trivialidades. Las personas de la iglesia ya no mencionan al joven. Es casi como si nunca hubiera existido. Pero todavía está vivo en el corazón de esa madre afligida y en el alma de un padre que lucha. Vaya y permítales que le digan cómo se sienten. Usted puede ser los brazos del Señor alrededor de una familia en necesidad.

capítulo 14

¡Es ocasión de alegrarse!

Hace unos años me pidieron que me presentara en un programa de entrevistas por televisión nacional sobre "La depresión en Navidad." Mientras estaba en el salón de belleza arreglándome las uñas en preparación para la grabación, mencioné a dónde iba y el tema que se iba a tratar. Sin ni siquiera pedírselo, las mujeres comenzaron a darme sus opiniones. Una mujer en sus sesenta dijo: "Yo me deprimo cada Navidad porque no puedo hacer lo que solía hacer y recibir a toda la familia. Tengo que ir a la casa de mi hija, y ella es la que manda."

Una joven universitaria añadió: "Me deprimo porque estoy en esa edad entre una y otra. No soy una niña pero no tengo mi propia casa. Supongo que no quepo en ninguna parte." También me dijo que en su universidad había tantos estudiantes como ella que ofrecieron un seminario especial sobre la depresión en los días de fiestas.

Una de las empleadas dijo que había estado de compras en un almacén de ropa y allí estaban haciendo una encuesta con los clientes acerca de la temporada festiva. A cada persona le preguntaban: "¿Tiene tarjeta de adeudo de este almacén? ¿Cuál es su almacén favorito? ¿Los empleados le ayudaron con cortesía? ¿Cuál es su problema más grande durante esta temporada?" La muchacha había respondido a las preguntas y le preguntó al encuestador lo que encontró como el problema más grande. La respuesta fue: "El 90 por ciento de todas las personas con las que he hablado están deprimidas."

Una mujer de negocios salió de la secadora de pelo y dijo: "¡Son los suegros! ¡Ellos son el problema más grande! Cada familia insiste que uno tiene que pasar la Navidad con ellos. Es como un concurso de popularidad, y a la familia que no recibe visitas se indispone con los que no visitaron. No sé si es mejor cenar dos veces, o no cenar del todo."

Sin salir del salón de belleza, tenía una muestra representativa de las actitudes de las mujeres sobre la depresión en Navidad, de las cuales pude citar en la televisión.

La misma semana una estación de radio local transmitió en su noticiero nocturno una serie de cinco partes sobre la depresión durante la Navidad. La llamaron "Noches de paz, noches de soledad." Después Phil Donahue presentó un programa sobre el mismo tema, en el cual alegremente acicateó a todos los presentes a ventilar sus sentimientos acerca de la crisis emocional de Navidad.

¿Por qué se indispone la gente de manera especial en la temporada que se supone que debe ser de alegría? ¿Por qué cuando las campanas repican y los villancicos se cantan nos quedamos sentados en silencio? ¿Por qué cuando hay un muérdago colgado del techo nadie nos besa?

Una razón es que nuestras expectativas son demasiado altas. Hemos visto demasiada televisión donde todo el mundo viste ropa de marca en banquetes elegantes en un castillo en el río Rin. Hemos hojeado demasiadas revistas en las que ordinarias amas de casa han preparado casitas de pan de jengibre tan elaboradas que Hanzel y Gretel pudieran haber vivido en ellas. Hemos ido a la iglesia para las clases de artes manuales y hemos visto a otras personas hacer arbolitos de Navidad con latas de atún mientras nosotras nos quedábamos pegadas a una bellota de pino y regamos las lentejuelas en ambas rodillas.

Empezamos a quejarnos. "Todo el mundo se está divirtiendo y no me han invitado a ninguna fiesta, no he hecho ni una sola galleta, ni decorado una corona de Navidad." De alguna manera tenemos una idea inflada de lo que se supone que debería ser la temporada de alegría, y cuando la alegría se convierte en necedad, nos deprimimos. La manera en que la vida es y la manera en que desearíamos que fuera por lo general es diferente, especialmente durante la Navidad.

La llegada de la Navidad empuja nuestros pensamientos de regreso a nuestro adolescencia, recuerdos que por sí mismos puede ser deprimentes para los que han tenido circunstancias traumáticas. Para los que tienen recuerdos de tiempos divertidos en la nieve y comidas espléndidas con la familia frente a la chimenea y ahora están divorciados en Dallas, el día de Navidad puede ser deprimente.

Si usted ha perdido un ser querido en el año pasado, la idea de una Navidad sin ese "ángel" especial en su puesto de la mesa es abrumadora. Para los ancianos y enfermos, la Navidad les puede llevar a pensar si van a estar aquí la próxima Navidad.

La Navidad representa un pasaje. Pensamos lo rápido que ha pasado el año, y todas las cosas que no hemos logrado. Pensamos en Navidades pasadas y los que ya no están con nosotros, por muerte o divorcio, o porque los hijos se han ido y tienen familia propia. Agita sentimientos básicos muy hondos, y es especialmente difícil para los divorciados, los separados, los ancianos, los inválidos y los que tienen menos estabilidad.

A los que están en aprietos financieros, la Navidad les parece divertida solamente para los ricos: "Todo el mundo tiene abundante dinero excepto yo." Algunos se deprimen cuando no pueden comprar regalos espléndidos mientras otros acumulan deudas en sus tarjetas de adeudo y posponen su depresión para cuando llegan las facturas.

Digamos que por cualquiera de estas razones, o por algunas creativas de su propia cosecha, usted se deprime en Navidad. ¿Qué puede hacer al respeto?

Enfrente el problema antes de que se aparezca

Siéntese y haga una evaluación realista de lo que salió mal el año pasado y cómo lo puede prevenir este año. ¿Explotó ante su familia porque estaba demasiada cansada? ¿Se enojó porque no recibió lo que había pedido? ¿Hubo una pelea respecto a dónde iban a ir esta Navidad? Cuando se mira hacia atrás, ¿no fue la mayoría de todo eso trivialidades?

Los especialistas de salud mental dicen que el problema es un malestar acumulativo que tiene raíces en planeación pobre, expectativas poco realistas y un sentido de melancolía. Los síntomas frecuentemente incluyen un calendario sobrecargado, gastos por sobre el presupuesto y una imaginación indulgente con exageración.

Planee por adelantado

¿Por qué no tener una reunión con parientes clave en octubre y preguntar lo que cada uno está planeando para la Navidad? Mientras comen en su casa la comida que usted ha preparado, no tendrán muchas ganas de pelear en cuanto a quién va a servir la cena de Navidad. Es preciso ir a esta reunión con una mente abierta y estar dispuesta de buen grado a hacerlo a la manera de ellos. A lo mejor usted llega a ser mediadora para los demás, pero pase lo que pase, cuando la Navidad llegue, usted no cargará con la culpa. Si usted puede tener un espíritu dulce de conciliación y sabe que en realidad no importa de quién son los platos en que come, usted puede ser la catalizadora para una paz verdadera en la tierra y buena voluntad para los hombres.

DIVIDA RESPONSABILIDADES

En nuestra familia nos turnamos en cuanto a la casa a la que vamos para la Nochebuena, el desayuno, los regalos y la cena. Planeamos por adelantado y dividimos las responsabilidades para la preparación de la comida. La anfitriona por lo general prepara el pavo y las papas, y los demás traen algún vegetal, ensalada o postre. Con esta distribución de deberes, una persona no se convierte en la rezongona deprimida del día y nadie tiene demasiado que hacer. No sea una madre mártir de Navidad que piensa que no es Navidad a menos que lo haga todo.

En mi familia, era la tía Sadie la que insistía en hacerlo todo. Trabajaba por días frotando y pelando todo vegetal que toda familia jamás sirvió en Navidad. Había muchos platos y una selección múltiple de postres hechos en casa. Sacaba la vajilla "de una vez al año," y todos teníamos miedo a que se nos cayera un plato.

Para cuando nos sentábamos a la mesa, la tía Sadie era un desastre y cuando llegaba el momento de lavar los platos a mano (no había lavavajillas), se hundía agotada y se iba a llorar en su cuarto, dejándonos al resto de nosotros para limpiar. Cada año pretendíamos sorprendernos por esta escena de salida de tipo Shakespeare, pero nadie se atrevía a reírse. Cuando terminábamos de lavar los platos, yo era siempre la seleccionada a subir y disculparme con la tía Sadie por haberle dejado a ella toda la carga de la Navidad. Cuando ella entraba a la sala, todos la alabábamos y le agradecíamos estruendosamente por el maravilloso día de Navidad que ella había provisto para parientes tan inmerecidos como nosotros. Al despedirnos con abrazos, mientras todavía alabábamos a la tía Sadie, ella ponía sonrisa de mártir y decía: "En realidad no fue nada y con gusto lo haré de nuevo el próximo año." ¡Y siempre lo hacía!

Hágalo sencillo

Acabo de explicar nuestra Navidad de cuando éramos chicos en la que la tía Sadie lo hacía todo, pelando cada vegetal que jamás brotó, cada uno servido en su propio tazón. Para cuando terminábamos estas cenas, estábamos súper hartos y abrumados con la cantidad de platos que teníamos que lavar. Fred y yo hallamos que podíamos tener una cena de Navidad sin 12 vegetales y con los platos servidos en la cocina, de esta manera eliminando todos los platos de servir excepto la tabla para cortar el pavo. La comida, la diversión, el compañerismo fluía libremente, y a nadie le molesta ayudar cuando la limpieza es sencilla. No se agote por impresionantes bocadillos gourmet y decoraciones espléndidas, con todo el mundo tan tenso que todos quieren irse antes de prender fuego al pudín. Hemos aprendido a hacer la cena de Navidad hermosa pero sencilla. Ya no la hacemos en mi casa, pero todos ayudamos en cualquier casa que sea ese año.

Haga por otros

No se deje atrapar en preparaciones tan elaboradas y que consumen tanto tiempo que no tiene tiempo para las personas. Si las tarjetas de Navidad son un problema, no las envíe sino después de Navidad, como yo lo hice este año. Los destinatarios tienen más tiempo de leerlas cuando se termina el correteo. Llame a sus amigos que estén lejos y hágales saber que está pensando en ellos. Mande flores a alguna persona confinada al hogar. Dé algunos regalos a los pobres.

En los almacenes de nuestra ciudad se puso una lista con los nombres de los niños necesitados, con su edad y sus primeros nombres. Mis dos nietos sacaron el dinero que tenían en el banco y compraron regalos específicos para otros dos niños. Ayudaron a Lauren a envolverlos y los llevaron al almacén. Lauren se tomó el tiempo de enseñarles el verdadero espíritu de regalar en Navidad.

Mis amigas Betty Lou y Mildred ya son viudas, y han escogido gastar su dinero en una familia en México y no en la una para la otra. Compraron regalos para todos los niños y los mandaron por adelantado. Pasaron el día de Navidad tranquilas y juntas, sabiendo que habían hecho feliz a una familia pobre.

Recuerde la razón de la Navidad. ¿Fue la Navidad creada para los regalos y las fiestas, o para la celebración del nacimiento de nuestro Salvador? Incluso los cristianos evangélicos se dejan atrapar tanto en el aspecto comercial de la temporada que se olvidan la razón de ella. Mi hija Lauren tiene un pesebre vacío rodeado de paja en la mesa de la cena durante el mes de diciembre. Cada vez que los hijos hacen una obra espontánea de caridad pueden poner un pedazo de paja en el pesebre en preparación para el nacimiento de Jesús. En la noche de Navidad ponen al niño Jesús en el pesebre y celebran con un pastel que dice: "Feliz cumpleaños, Jesús."

Cuando nuestra atención se enfoca en la verdadera razón de la Navidad no nos deprimiremos si no nos invitan a suficientes fiestas. Cuando estamos dando a otros en el nombre de Jesús, Él nos dará esa paz que sobrepasa todo entendimiento. Ministre a los que han perdido a seres queridos en el año pasado. La primera Navidad siempre es la más dura para el que está afligido por la muerte mientras todos los demás parecen estar en fiesta perpetua.

Compassionate Friends ("Amigos compasivos"), una organización formada de padres que han perdido a un hijo, en octubre comienza a preparar a las familias para la Navidad. Dicen que a menudo el Día de Halloween es lo que dispara la depresión de temporada, cuando los padres ven a los niños del barrio disfrazados que llegan a su puerta pidiendo caramelos. Automáticamente recuerden el año en que Junior era Superman o Sally era la Gran Calabaza.

Mientras las demás familias parecen esperar con anhelo la fiesta de Acción de Gracias y la alegría de la Navidad, la familia afligida suele retraerse con pavor. Acuérdese de ellos, e inclúyalos en alguna actividad significativa, teniendo cuidado de no lamentarse por sus propios problemas triviales. Recuerdo lo enojada que estaba después de haber perdido a mis dos hijos cuando una amiga me vino a ver bañada en lágrimas ¡porque su hijo adolescente tenía que usar anteojos!

Compassionate Friends entiende las emociones de los afligidos, y un capítulo local tiene una casa abierta y una fiesta para sus miembros entre Navidad y Año Nuevo, llamada "Gracias al cielo que sobrevivimos las fiestas."

Marilyn Heavilin, una de nuestras conferencistas de CLASS y tema del capítulo 12 en *Lives on the Mend* ("Vidas en proceso de remiendo"), dio a luz a gemelos la mañana de Navidad. Ethan murió de neumonía cuando tenía diez días de nacido, y a Nathan lo mató un conductor borracho cuando tenía 17 años. Para Marilyn y su esposo, la Navidad es difícil cada año.

La muerte de Ethan fue una gran pérdida y desilusión para nosotros, pero siendo que todavía teníamos que festejar el cumpleaños de Nate en Navidad, nos arreglábamos para pasar la Navidad bastante bien. Sin embargo, después de que se nos quitó a Nathan, mi entusiasmo por la Navidad desapareció. Al recordar su último cumpleaños, los amigos que estuvieron presentes, los regalos que recibió, la diversión que tuvo, lo orgullosos que estábamos de él, mi pavor de celebrar la Navidad sin él comenzó a aumentar.

Quería pedirle a Dios que cancelara diciembre; lo intentaríamos de nuevo al año siguiente. La idea de disfrutar villancicos de Navidad, las decoraciones, los regalos y las reuniones familiares parecían inconcebibles sin mi precioso Nate.

Un día mientras estaba en una librería, echaba una ojeada sobre una exhibición de carteles cuando uno en particular me llamó la atención. Era una fotografía de una hermosa rosa roja, con el rocío brillando en sus pétalos. Las lágrimas rodaron por mis mejillas al leer la cita al pie del cartelón:

Dios nos da recuerdos para que
podamos tener rosas en diciembre

¡Rosas en diciembre! ¿Podría Dios hacer eso por mí? Le pedí que me mostrara las rosas en mi diciembre: La nota en el árbol de Navidad que decía que mi hija y su esposo prometieron dar algo a una persona necesitada cada Navidad en memoria de su hermano, los 25 amigos que dejaron sus reuniones de familia para pasar el día de Navidad con nosotros, los arreglos de rosas que recibí, los amigos que llamaron para decir, "Recuerdo lo que es este día y estoy orando por ti," el amigo que

mandó una tarjeta que decía "Para consolarte en Navidad" y los amigos muy especiales que me abrazaron y no me regañaron cuando me eché a llorar.

Cada año mi esposo, Glen, y yo tratamos de alcanzar a otros de maneras especiales: enviamos a un niño al campamento de baloncesto o damos dinero en memoria de Nate a un hospital local para pacientes con enfermedades terminales. He coleccionado tarjetas tipo "Para consolarte en la Navidad" para enviar a los que han sufrido alguna muerte recientemente, y sigo buscando las rosas.

El día del almuerzo de Navidad para nuestro personal de CLASS en mi casa, miré por la ventana y vi una rosa roja sola en un rosal. La recogí y la puse en un florero en el lugar de Marilyn, dándole un recuerdo de rosas en diciembre.

¿Está usted dando rosas en diciembre a sus amigos necesitados? ¿O está tan agobiado por su propia carga que no puede ver más allá de su propio rosal? Los cristianos bien intencionados a veces se olvidan de cuál es en realidad la razón de dar.

Marilyn concluye: "Las rosas reales perderán su color, se marchitarán y se harán polvo, pero las rosas en la forma de recuerdos preciosos o amigos leales son un bálsamo calmante al corazón afligido y durarán para siempre como preciosas rosas en diciembre."

Algunos están tan resueltos para hacer que esta Navidad sea la mejor de todas que la presión de la preparación y el desempeño les agota antes del día festivo. La competición empuja a otros a la distracción. Hornearé las mejores galletas de chocolate para el "intercambio de galletas"; envolveré todos mis regalos en papel de oro y sabrán cuáles son los míos; pondré más luces que nadie en la calle.

¿No es sorprendente cómo la celebración del nacimiento de nuestro Señor Jesús saca en algunos de nosotros las cualidades más bajas de codicia, lástima de sí mismo y competencia, seguidas de cerca por la desilusión y la depresión? Nuestros ojos parecen enfocarse en las fiestas a las que no vamos a asistir, regalos que no podemos comprar y luces que han dejado de parpadear.

Al mirar hacia atrás la vida frugal de mi familia en esos tres cuartos detrás de la tienda, a menudo enfoco, en tiempo de Navidad, en los pocos regalos que teníamos, pero la emoción que había por la temporada. Nuestra iglesia al otro lado de la calle realizaba pruebas para la dramatización de Navidad y para el oratorio *El Mesías*. Siempre hice una prueba para ser María, pero muchas veces me dieron la parte de una pastora, papel degradante para una niña con altas esperanzas de llegar a ser actriz. Cada año, cualquier familia que tenía un recién nacido lo ofrecía a él (o ella; no nos importaba) para que representara al niño Jesús. Nuestras maestras de Escuela Dominical nos enseñaban cada año acerca de Jesús, y para el día de la presentación, podíamos imaginar el halo alrededor de la cabeza de nuestro "Jesús" sustituto. Mamá estaba en el coro y ensayaba tanto en nuestro piano que yo sabía de memoria las palabras del "Coro Aleluya." Cuando nuestro coro ampliado llegaba a ese maravilloso coro, no había necesidad de que nos dijeran que nos pusiéramos de pie; nos levantábamos en asombro como si el mismo Señor nos hubiera levantado, y nuestros pies casi ni tocaban el piso. Sabíamos que "¡nuestro Dios omnipotente reina!" Jesús en realidad era la razón para la temporada; regalos mínimos, nada de fiestas, solamente Jesús.

Durante esos años después de la guerra, no nos quejábamos tanto por lo que no teníamos sino que más bien estábamos seguros de que las cosas iban a mejorar. Todos los libros de niños terminaban con, "Y vivieron felices para siempre." El elenco de las pocas películas que vimos era de reyes y reinas. El príncipe siempre hallaba una bella durmiente en un castillo cercano para casarse, y su boda estaba acompañada de arpas y trompetas, y un séquito sin fin de sirvientes uniformados. Yo tomaba todo esto tan en serio que cuando me comprometí en 1951, de inmediatamente me puse a trabajar en los planes para una boda de realeza. La profesora de artes domésticos me hizo una corona, llevé un cetro en vez de un ramo de flores y tuve un nutrido grupo de damas estudiantes con vestidos de organdí y diademas. Finalmente era una reina, digna de cinco páginas en la revista *LIFE* (18 de mayo de 1953).

Todo libro o película terminaba con una boda. Nunca aprendimos si había matrimonios contenciosos, hijos rebeldes o familias que se disolvieron. Todos íbamos a vivir felices para siempre. Aunque la realidad pronto se convirtió en mi compañera íntima y la muerte la villana de mi drama, todavía guardaba el sueño de un futuro de cuento de hadas. Tenía muebles de un palacio de España y cuadros, cartelones y almohadas de Mary Englebright que me proclamaban la "reina de todo."

FINALES DE CUENTOS DE HADAS

Debido a mi optimismo interno y el amor a los finales felices, quedé increíblemente impresionada cuando me invitaron a Heritage USA y llegué para observar un cuento de hadas en realidad. ¿Hay tal cosa? Recuerdo como me sentí como una reina al dar mi primer vistazo al reino. Cada árbol en el terreno vasto e impresionante relucía con luces, el hotel de seguro era un palacio y la calle principal brotaba directamente del cuento de Dickens *A Christmas Carol*. Mientras me llevaban a los predios de la sede general de PTL Ministries, quedé asombrada por las largas hileras de carros embotellados por kilómetros hacia la salida de la autopista, esperando para que cayera la noche a fin de conducir por la Ciudad de Navidad y ver, asombrados, más de 250,000 luces artísticamente ubicadas en decoraciones interminables de Navidad.

Pasamos por un túnel de arcos parpadeantes que haría que los de McDonald's parecieran pocos, recorrimos la Calle de Caramelos, el Valle de Ciruelas Azucaradas, la calle Ángel y al lago rodeado por una cerca de luces festivas.

Al acercarnos al Gran Hotel Heritage, la puerta de la limosina la abrió un vigilante uniformado que parecía haber salido danzando del elenco de la presentación *Cascanueces*. ¡Todo era perfecto!

En el elegante vestíbulo vi un enorme árbol de Navidad de tres pisos de alto, empequeñeciendo dos fuentes y a cientos de personas. Me entusiasmó cuando me enteré que mi habitación del segundo piso tenía una vista a una Calle Principal como la de Disneyland y que de mi balcón podía ver a la gente ir y salir de almacenes de estilo victoriano, comiendo palomitas de maíz de una máquina enorme que estaba debajo de mi ventana y cenando en el grandioso Café Promenade.

Podía oír a la arpista acompañada de una dama en piano dorado, alternando con trovadores caminantes que entonaban villancicos. El mismo Scrooge se habría emocionado al ver esta Ciudad de Navidad USA, en donde todo detalle superaba los recuerdos de Navidades pasadas y los sueños de Navidades por venir.

Sentada en mi cuarto, esperando para hablar en el banquete de Navidad y estar en un programa de televisión, comencé a preguntarme acerca de toda esa gente allá en sus carros, en hilera, esperando desde temprano para su paseo para ver las luces de Navidad. ¿Quiénes son? ¿Quiénes son los millones de personas que visitan cada temporada? ¿Están todas felices? ¿O están algunas deprimidas?

¿Hay algunas familias buscando algo significativo que las vaya a unir por otro año endeble? ¿Hay algunas personas solas que viene sin amigos con la esperanza de que las luces iluminen mágicamente sus vidas? ¿Hay algunos que ven la Navidad sólo como Papá Noel y copos de nieve? ¿Hay parejas de ancianos con recuerdos llorosos de Navidades pasadas más felices? ¿Hay niños mirando las hileras de bastones de azúcar y preguntándose en silencio por qué papá no estará en casa esta Navidad? Sí, ¿quiénes son estas personas que esperan cada noche en sus carros? ¿Qué harán cuando la hilera empiece a avanzar?

Algunos leerán el folleto que les entrega una muchacha en una capa roja en la entrada principal invitándoles a que se detengan y visiten. Algunos tal vez asistirán a la presentación musical de cada noche, la fiesta de cumpleaños que responde a la pregunta, deletreada en la ruta iluminada, "¿Qué le podemos dar al Rey?" Algunos se inscribirán para la multitud diaria de seminarios y estudios bíblicos que ofrece PTL. Algunos se sentirán estimulados espiritualmente por el mensaje del Árbol de Navidad que Canta. Algunos buscarán asesoría; algunos tal vez conversen con el personal uniformado; algunos se sentarán solos en la banca debajo de mi ventana y comerán palomitas de maíz; algunos vendrán a escucharme esta noche en el banquete.

Pero muchas de estas personas simplemente conducirán sus vehículos y nunca se apearán. Muchos se quedarán entre las paredes protectoras de su vehículo, con miedo a salir y quedar vulnerables. Algunos tal vez abran su ventana un poco para oír al coro entonar villancicos. Muchos mirarán las luces desde la distancia, esperando que de alguna manera los toque o transforme un destello de luz. Muchos nunca irán a la librería para comprar una Biblia o a la Calle Principal para mezclarse con otros hombres y mujeres. Muchos sólo saborearán un toque de la temporada a través de un vidrio tinturado, porque no hay tiempo para abrir la puerta o hay el miedo de lo que pueda estar al otro lado. Muchos están conduciendo coches de cuidados, y no se atreven a salir.

Hay tanta gente que nos rodea a cada una en cada temporada que no salen del sus coches, algunos que ni siquiera abren la ventana medio centímetro para dejar que la música traiga a sus vidas una melodía o que oigan un mensaje que puede dar alivio a la monotonía del momento. Es fácil no ver aquellos que conducen por la ciudad con sus ventanas cerradas y con las puertas con llave. Es difícil ver a la persona que se esconde en el asiento de atrás de la vida detrás de una barrera de soledad y dolor.

Mientras los creyentes tal vez nos detengamos frente al significado del pesebre, muchos pasan simplemente viendo las luces. ¿Estamos dispuestos a alejarnos de nuestras celebraciones y ayudar a alguien a salir del carro? ¿Estamos dispuestos a brindar una mano de ayuda y una invitación a abrirle a Cristo Jesús la puerta del corazón? Él dice: "He aquí, yo estoy a la puerta y llamo; si alguno oye mi voz y abre la puerta, entraré a él, y cenaré con él, y él conmigo" (Apocalipsis 3:20).

No perdamos la oportunidad de ofrecer una puerta abierta a los que esperan en la fila con la esperanza de lograr un destello de la Navidad mientras conducen lentamente por nuestra ciudad. Ayudémoslos a salir del carro y a oír la música, porque la mejor manera de levantar nuestro propio ánimo es conducir al Señor a otra persona, a poner los ojos en Jesús, el Autor y Consumador de nuestra fe (Hebreos 12:2).

Si la Navidad lo deprime, tal vez su enfoque está en las luces y no en la Luz. Tal vez usted es como las personas en la larga hilera de carros, esperando que alguna circunstancia externa ilumine su vida, esperando que las decoraciones reduzcan su depresión. Quite los ojos de sí mismo esta temporada. Adorne el hogar con rayos de esperanza. Recuerde, usted puede representar a Dios para alguien que no lo conoce. Puede ser la mano de Dios para dar rosas en diciembre.

Apéndice A

La depresión: My batalla espiritual para liberación
Por Sharon L. Fawcett

Caminando por el largo pasillo del hospital, sentía que con cada paso que daba perdía un pedazo de mí misma. Al entrar por la puerta al final del pasillo, sabía que mi vida nunca sería la misma. Me sentía derrotada y confundida. *¿Qué está haciendo alguien como yo en un lugar así?* me pregunté. Era la primera vez que había ingresado a la cuadra psiquiátrica del hospital, en donde nunca pensé estar.

Siempre era una de esas personas que lo tenía todo en orden, o a lo mejor así *parecía*. De niña y adolescente era buena estudiante y líder en las actividades escolares. Como adulta estaba ocupada en mi iglesia, cantando, dirigiendo el coro de niños, enseñando la Escuela Dominical y sirviendo en varios comités. Ahora parecía que mis días de logros habían terminado; ducharme y vestirme cada día eran mis logros más grandes.

Había sido creyente la mayor parte de mi vida, habiéndole pedido a Jesús que fuera mi Salvador cuando yo tenía cinco años. Dios me había bendecido con un esposo maravilloso, Tim, y dos hermosas hijas. Lauren tenía tres años y medio y acabamos de celebrar el primer cumpleaños de Jenna. Parecía que tenía toda razón para vivir, pero mi mente estaba consumida con ideas de muerte. Tenía 26 años de edad.

EL ANHELO DE PAZ

Por alguna razón, más allá de mi comprensión en ese momento, me había dejado abrumar por el abatimiento. En vez de esperar con anhelo cada nuevo día, me aterraba despertar. Había perdido el deseo de jugar con mis hijas. Acostada en el sofá viéndolas jugar era lo mejor que podía hacer. Solía gustarme hablar con mis hijas, contarles cuentos y oírlas conversar, pero ahora incluso el sonido de sus voces se había convertido en irritante Ya no quería caminar, ni oír, ni responder a las preguntas de nadie. Solamente quería estar sola.

Ya no me interesaba ninguno de mis pasatiempos o actividades anteriores. No quería salir de casa, o de mi cama. Lo único que quería hacer era dormir, eternamente, si era posible.

Mi ingreso a la cuadra psiquiátrica era un esfuerzo de protegerme de mí misma; le había dicho al médico mis ideas de suicidarme. El psiquiatra que me mandó al hospital me recetó un antidepresivo y le dijo a mi esposo: "En un par de semanas Sharon debe sentirse bien lo suficiente como para irse a casa." Estuve allí por ocho meses, y así fue mi primera hospitalización.

La diagnosis vino fácilmente: depresión clínica seria complicada por desórdenes de personalidad. La curación fue más compleja. En los nueve años siguientes recibí toda forma de tratamiento que se me ofreció: 20 diferentes remedios antidepresivos, casi 200 tratamientos de electroconvulsiones (tratamiento de choque), y muchas otras formas de terapia. Pasé 80 semanas como paciente en la cuadra psiquiátrica. La búsqueda de sanidad se convirtió en mi profesión.

LA VIDA CONTINÚA

La depresión es una enfermedad rara. La mayoría de personas con enfermedades terminales tiene un espíritu que anhela vivir, aunque su cuerpo está muriéndose. Como persona deprimida, yo sentía que mi espíritu ya había muerto, y mi cuerpo simplemente rehusaba seguirlo a la tumba.

Estaba destrozada entre mi deseo de acabar con mi sufrimiento y el conocimiento de que si lo hacía dejaría un legado de dolor increíble para mis hijas y mi esposo. Mi decisión de vivir tampoco fue fácil para ellos. Mis hijas tuvieron que enfrentar a la realidad de tener una madre que no podía cuidarlas. Mi esposo tenía una esposa que no podía contribuir con nada al matrimonio.

Tim se convirtió en mi cuidador y asumió los papeles de madre *y* padre para nuestras hijas, haciendo un esfuerzo consciente para proveerles el afecto, apoyo y amor que necesitaban.

EL COMIENZO DEL FINAL

Los años pasaron pero mi depresión permaneció. Era como si pequeñas venditas adhesivas se hubieran puesto sobre una herida abierta y enorme, pero continuaba sangrando y no se curaba. Finalmente, después de nueve años de atención médica, cambiaron mi diagnóstico a depresión refractaria, depresión que no responde adecuadamente al tratamiento.

Quedé desconcertada. Parecía que había desperdiciado casi una década de mi vida buscando una curación que no vino. Años preciosos con mi esposo e hijas se habían perdido para siempre. Me consideraba a mí misma un fracaso como esposa, madre y creyente. Ahora, parecía que yo era incluso fracaso como paciente psiquiátrica. Depresión refractaria parecía como sentencia de muerte.

Mi médico me había dado excelente tratamiento médico a través de los años, pero comencé a darme cuenta de que mientras los que pertenecían a la profesión de salud mental habían hecho todo lo que podían para tratar mi cuerpo y mente (al tratar la química de mi cerebro y emociones), nunca habían considerado un elemento clave de mi ser: mi espíritu. Así que, seguí el consejo de mi pastor y comencé a ver a una asesora cristiana.

Berys no era como las demás asesoras o terapistas con quienes había hablado. "No tengo todas las respuestas," dijo, "pero el Señor sí las tiene." Juntas, mediante la oración, le invitamos al Señor al proceso de asesoría. Él me reveló mucho.

HERMOSA VERDAD

Aprendí que las raíces de mi depresión no eran bioquímicas ni emocionales, como había dado por sentado, sino *espirituales*. Descubrí muchas mentiras en que había creído toda mi vida, que afectaban grandemente mi personalidad e influían en la manera en que había escogido vivir. Una de las mentiras más destructivas era que no era lo suficientemente buena. De niña comencé a sentir que de alguna manera yo era defectuosa, deficiente, inferior. Vivía mi vida tratando de prevenir que otros descubrieran que yo en realidad no valía para nada. Sin un sentido saludable de mi propio valor, llegué a depender de la aprobación de los que me rodeaban para hacerme sentir bien acerca de mí misma, ganándome sus elogios mediante mi actuación, agradando a la gente, y el perfeccionismo. Eso se convirtió en una adicción muy costosa. Me agoté a la edad de 26 años, incapaz de "hacer" nada más.

Sentada en la oficina de Berys una tarde, el Espíritu Santo habló suavemente a mi alma herida y agotada. Me dijo que yo no era la persona inútil que siempre había pensado. Sharon Fawcett era la obra maestra del Creador del universo, hecha a su imagen.

Mi trabajo era inconsecuente. Mis logros no importaban. Lo que hice o lo que era no determinaba mi valor, sino *de quién* era. ¡Era una hija amada del Rey! El creer esta verdad me transformaría. Nunca más tendría que luchar por la aprobación de los demás. La opinión que Dios tenía de mí era lo único que importaba, y Él me amaba tal como era. Yo era libre para descubrir *su* propósito para mi vida.

Antes de comenzar a recibir asesoría bíblica había perdido casi toda esperanza de algún día curarme y creía que mis días en la tierra estaban llegando a su fin. Pero ahora Dios susurró: *Tengo planes para ti, mi pequeña, ¡un futuro lleno de esperanza!* Él prometió: "Me buscarán y me encontrarán, cuando me busquen de todo corazón. Me dejaré encontrar—afirma el Señor—, y los haré volver del cautiverio" (Jeremías 29:13-14, NVI). Y entonces, le busqué, continuamente, al estudiar su Palabra, escuchar su voz y orar. Dios cumplió su promesa. A los tres meses de mi encuentro inicial con la asesora cristiana, mi depresión había desaparecido. Nunca volví a la cuadra psiquiátrica, nunca recibí otro tratamiento eléctrico, y ya no necesitaba remedios, o la atención de un psiquiatra. Seis años han pasado ¡y permanezco libre!

Vida nueva

En un tiempo creí que la depresión era el final de la vida para mí; ahora veo que fue el comienzo de una vida nueva y gloriosa. Mi desaliento hizo que me retrajera del mundo que me rodeaba y me ofreció una oportunidad rara de llegar a conocerme íntimamente a mí misma. La desesperación proporcionó la motivación necesaria de hurgar en aspectos de mi ser que nunca había explorado, y de hacer algunos cambios vitales dentro de mí. Aunque la depresión no es algo que yo hubiera escogido, ahora estoy agradecida por las bendiciones que coseché debido a ella: un entendimiento de mi identidad y mi valor verdaderos, una relación íntima con Dios y una fe fuerte en Él para proteger, dirigir y proveer.

El animador de televisión cristiana, Williard Thiessen, una vez declaró: "A veces lo que nos parece como destrucción en realidad es lo que Dios usa para una liberación absoluta." ¡Lo creo! Por la depresión fui rescatada de una vida llevada con el propósito equivocado, una existencia agotadora en un territorio seco y duro, y llevada a una tierra nueva, floreciente con alegría y regada con paz.

Mi perspectiva sobre el sufrimiento ha cambiado. Aunque es desagradable, sé que el dolor tiene un propósito en la vida del creyente. También estoy agudamente consciente que mientras nuestras dificultades parecen insuperables a veces, no hay nada que Dios no pueda hacer, y nada que no pueda usar para nuestro bien.

© 2005 Sharon L. Fawcett

Apéndice B

El Expreso Bipolar:
Cómo hallar a Dios en la locomotora de las emociones
Por Jim Robinson

Hace un par de meses lentamente llegué a darme cuenta de que me estaba enfermando otra vez.

Al principio no estaba seguro de qué andaba mal. Me sentía cansado, aletargado y generalmente triste. El cuerpo me dolía, también; me dolía como si tuviera 80 años, y ni siquiera había cumplido los 50. Dormía a ratos, y me despertaba agotado. El trabajo me esperaba todos los días, lo que antes encendía en mí una honda pasión, pero ahora parecía cargoso e inútil. Todos los que me rodeaban comentaban que me veía terrible. "En realidad pareces estar agotado," decían con simpatía. "¿Estás descansando lo suficiente?"

Mi esposa también lo notó. "En realidad deberías ir a ver al médico," me dijo, más de una vez. En general, solamente voy al médico cuando siento al cuello el aliento frío de la guadaña de la muerte. Finalmente, esto pudo más que yo. "Iré," rezongué.

El médico me conoce bastante bien. Aunque no lo había visto por casi tres años, él y yo somos similares en cierto sentido, ambos recuperándonos de varias adicciones. Los dos tenemos una lista similar de compulsiones, como de medio kilómetro de largo, inclusive el abuso de toda sustancia y conducta imaginable. Ya que sabía todo esto acerca de mí, siempre había sido muy cuidadoso en cuanto al tipo de remedios que me recetaba; básicamente, nunca me dio nada que fuera agradable. Él sabía mi historia:

alcohólico, drogadicto y sufriendo de enfermedad bipolar. Sabía que mi madre había muerto de una combinación de todas estas cosas hacía muchos años, y me había ayudado temprano en mi recuperación a dejar algunas de mis realidades biofísicas de quién y qué soy. Detesté todo esto en ese entonces, y aunque tomé por un tiempo los remedios recomendados para la cuestión bipolar, juraba continuamente que vencería ese asunto horroroso, lo vencería por completo y me liberaría de los remedios. Después de haber acumulado unos pocos años de sobriedad, finalmente me sentí más sano y feliz de lo que había estado jamás en mi vida. ¡Me sanaría! ¡Finalmente me curaría!

A la larga decidí que había logrado esta proeza. No había tomado ninguna medicina bipolar por más de 12 años. Por la gracia de Dios, además de haber restaurado mi carrera de compositor, también había llegado a ser asesor en adicciones, y ahora estaba ayudando a otros como yo a encontrar sanidad y libertad de su esclavitud. Sí, ¡estaba curado!

UN VIEJO Y FAMILIAR TEMOR

Esto es, por supuesto, el deseo más grande y más tenaz de todo adicto: finalmente tener libertad, como dice mi asesor, Mike O'Neil: "sentarse en la sección normal." Nos aferramos a esta ilusión, incapaces de aceptar plenamente la verdad de que nunca nos "graduaremos" de esta clase. Pero la verdad es que … somos lo que somos. Aunque en efecto ocurre una libertad milagrosa, las cadenas ya no nos sujetan y las tinieblas ya no nos consumen y destruyen, es preciso el mantenimiento. Y como con cualquier enfermedad, Dios puede ofrecernos sanidad, pero por lo general espera que tomemos nuestra medicina también.

Así que, estoy sentado en el consultorio del Dr. Lee, medio agazapado por el enorme peso que había estado llevando por meses, y él me mira por encima de los anteojos.

"¿Qué piensa?" me pregunta.

"No lo sé," le digo, y lo digo completamente en serio. "*Usted* es el médico. Me duele todo el cuerpo. No puedo dormir."

"¿Siente miedo?" me pregunta después de una pausa, y de inmediato sé adónde se dirige. Parece como si estuviera viendo una película que ya he visto: el Dr. Lee me dice lo mismo que me ha dicho antes, y observo sus labios moverse. Todo se detiene ... Estoy sentado al borde de la mesa, el corazón golpetea dentro del pecho y es el único sonido en el cuarto. Percibo una tristeza vieja, levemente familiar, que me cruza por el alma.

"No es *eso,*" digo. "Es *mi cuerpo.*"

"Sí, el cerebro le afecta al cuerpo. Pero, ¿tiene miedo?"

"Me siento como ..." y busco algo, alguna palabra. "Me siento ... *culpable,*" medio susurro. Una pausa. Luego: "Y sí, tengo miedo. Todo el tiempo." Mi espíritu está hundiéndose.

"Es su enfermedad bipolar," dice él. Luego, con una mirada risueña, enigmática, casi de sonrisa en sus ojos, me dice: "¿Le *sorprende?*"

Me sorprendió, y enfureció. Furia porque esta antigua némesis, que había estado agazapada detrás de mí todo el tiempo, en realidad se había atrevido a mostrar de nuevo su horrible cara. Por lo menos por un rato sentí algo como una vaga vergüenza, una antigua vergüenza, profundamente enterrada con el paso de los años pero nunca oculta por completo. Los que tienen esto entienden lo que estoy diciendo. Es parte de todo, de alguna manera.

TREN FUERA DE CONTROL

Para los que tal vez hayan oído la expresión, pero en realidad nunca la entendieron, daré una explicación muy sencilla. La enfermedad bipolar (a veces llamada enfermedad maníaca-depresiva) es un desorden de talante, que quiere decir que los síntomas son disturbios o anormalidades del talante. Se caracteriza por "ciclos"; la persona afectada se ve en un tren fuera de control de altibajos emocionales que oscilan. A los ciclos altos, caracterizados por exuberancia, irritabilidad e hiperactividad a todo dar, y una resistencia disminuida a las conductas inapropiadas o compulsivas, se los conoce como "episodios maníacos." Los ciclos bajos se manifiestan como la depresión clínica: niveles peligrosos de letargo, tristeza y desesperanza. Luego, hay períodos de modo más normal entre uno y otro.

Hay toda clase de terminología y clasificaciones técnicas respecto a los niveles de severidad, y una amplia variedad de patrones de ciclos. No entraremos en detalles en este espacio limitado. Pero como con muchas de las enfermedades emocionales, hay mucha confusión y conceptos errados respecto a la verdadera naturaleza de la enfermedad. Es importante animar a los que sufren a que salgan de la cárcel de su vergüenza y hagan esfuerzos para alcanzar la sanidad que está disponible.

Es necesario destacar que lo que estoy describiendo no es lo mismo que las situaciones normales de talante de felicidad y tristeza. Los síntomas de la enfermedad maníaca-depresiva pueden ser severos y amenazar la vida. Aunque individuos de todo el espectro de la población pueden quedar afectados, pienso que un número inordinado de artistas, músicos y escritores han sufrido de varias formas de esta enfermedad. Esto ha servido de muchas maneras para trivializar la realidad destructiva de la enfermedad bipolar, ya que de alguna manera se la considera como benéfica para la creatividad artística.

En diciembre de 2004, el co-ministro de música de la Catedral de Cristal, Johnnie Carl, cayó víctima de su enfermedad cuando se quitó la vida, en la propiedad de la iglesia, ni más ni menos. La pérdida fue trágica, pero me conmovió una cita que leí de Linda Carl, esposa de Johnnie por 27 años, al expresar emocionalmente su gratitud por el respaldo a largo plazo del Dr. Robert Schuller y su esposa, Arvella: "Simplemente quiero agradecerles ... por haberle permitido a Johnnie ser una parte de esta iglesia y trabajar aquí, porque pienso que no hay muchos otros lugares que lo hubieran aceptado, dados los episodios que tuvo con su enfermedad bipolar." Incluso en medio de esta enfermedad que confunde y que a menudo es mal entendida, Johnnie Carl había estado rodeado de amigos dispuestos a ayudar. Su esposa entendía esto. "Y él y yo ... en verdad apreciamos la bendición que ustedes nos han dado a ambos."

Muchos amamos a alguien que sufre esta enfermedad, y nos sentimos confusos e impotentes. Más adelante exploraremos en más detalle los aspectos biofísicos, genéticos y espirituales de la enfermedad bipolar, y qué hacer al respecto.

El desorden bipolar es el tercer desorden de talante más común después del desorden de depresión y de distemia (depresión morbosa y ansiedad acompañadas de obsesión). Afecta a alrededor del 1 por ciento de los adultos durante su vida. Los estudios han indicado que la depresión bipolar se hereda genéticamente, ocurriendo más comúnmente dentro de las familias. Los síntomas típicamente empiezan durante la adolescencia o a principios de la edad adulta, y continúan reapareciendo toda la vida; y tanto hombres como mujeres los sufren por igual. Sin intervención eficaz, la enfermedad bipolar lleva al suicidio en casi el 20 por ciento de los casos.

Hay opciones para el tratamiento; pero debido a que el desorden bipolar a menudo no lo reconoce ni el paciente, ni amigos, ni aun los médicos, los que sufren de este desorden bipolar pueden sufrirlo innecesariamente por años ... tal vez toda la vida. La mayoría de compañías que proveen seguros de salud no reconocen plenamente la depresión; y la mayoría paga solamente el 50 por ciento de los costos de tratamiento para pacientes externos, así como también un número limitado de consultas al médico.

He llegado a convencerme que, por lo menos hasta cierto punto, yo he estado sufriendo de este ferrocarril bipolar toda mi vida; he vivido en un mundo percibido de puntos de cumbre irreales y puntos bajos devastadores. Muy temprano esto creó para mí un sentimiento de separación de otros y del mundo, fenómeno que más tarde trataría de amortiguar con drogas y licor. Esto es, en verdad, muy común; se calcula que un 60 por ciento de todos los que sufren desorden bipolar tienen dependencia de drogas o licor. Estoy convencido de que los grupos de recuperación de abuso de sustancias orientados al compañerismo están integrados por un número nada ordinario de los que sufren no sólo de adicciones muy reales, sino también de diversos niveles de enfermedad bipolar.

Tristemente la vergüenza también es un factor en muchos de nosotros que no queremos que otros sepan en cuanto a nuestro sufrimiento secreto. ¿De dónde viene esta vergüenza irracional? Mi libro reciente, *Prodigal Song: A Memoir* (Canto pródigo: Memorias), relata la historia de mi propia batalla con la tradición y la depresión. A principios del libro relato la confusión y el temor que rodearon el deterioro progresivo de mi propia madre, perdida en su prisión privada de temores y drogas.

No voy a tratar de explicar lo que le sucedió a nuestra madre. Casi todo lo que veo es polvo y cuartos vacíos cuando me pongo a buscar por ella hacia atrás, a ese lugar de mi pasado cuando mi mente a veces deambulaba pero rara vez se quedaba en algún punto. Creo en palabras como psicosis, enfermedad bipolar y esquizofrenia, y creo en desequilibrio químico y "mal alambrado" del cerebro. Puedo abundar en jerga técnica y usar lenguaje psicoanalítico para describir algunas cosas que la ciencia puede entender y otras que no entiende. Se supone que debo tener algún entendimiento de neurotransmisores y moléculas receptoras, pero todo eso no puede explicar completamente cómo algunos a veces se pierden en sí mismos y llegan a ser perdidos para el resto de nosotros. Creo en tinieblas invisibles y demonios, también, y no estoy muy seguro en dónde nos abandona el conjunto de creencias de uno y el otro toma su lugar. Todo lo que sé con certeza es que Dios existe, que hay un mundo más allá de lo que podemos ver, tocar o discernir, y que dentro de este mundo existe el mal, también. Creo que para algunos de nosotros de maneras obvias, y probablemente para todos nosotros de maneras sutiles, la enfermedad prospera y se halla en casa en más que simplemente nuestra carne, y la medicina sola rara vez nos cura.

Tal vez los detalles no importan tanto como pensamos; porque por alguna razón, o tal vez sin razón alguna, nuestra madre se enfermó. Su vida cambió, y la nuestra con ella. No estoy seguro cuándo empezó o lo rápido que empeoró. Fue, de cierta manera, como el lento desvanecerse de una gloriosa mañana en penumbra. Ella empezó a perder su luz, y todos la observamos encerrarse en las tinieblas que a la larga harían que ella se marchitara y que jamás volviera a abrirse ...

Sin entender la condición de mi madre, y perdida en la vergüenza y temor que rodeaba el hecho de observarla declinar en su vacío privado, mi familia se escondió en vez de ayudar. A la larga, la nube negra podría más que mi madre, y ella se suicidó.

Supongo que una parte de mí siempre ha temido este mismo tipo de destino, porque por muchos años temerariamente traté de cumplir este falso destino con las conductas más destructivas, y dos veces traté de quitarme la vida. Pero entonces ... algo sucedió. Descubrí que en la fuente de mi vacío doloroso había un alma que se estaba muriendo de soledad, y, clamando al Dios del que toda mi vida había estado huyendo, descubrí que Él había estado allí todo el tiempo.

LA VUELTA AL REBAÑO

¿Por qué tenemos tanto miedo de abrirnos a otros, de destapar nuestras heridas y permitir que las vean, que las toquen? ¿Por qué tan a menudo sucumbimos a esta vergüenza que nos mantiene esclavos? Pienso que se debe a que permitimos que la vergüenza nos aísle, que nos cercene de otros y así perpetúe la ilusión de que estamos solos. Sólo al mantenerlos lejos del rebaño, por así decirlo, puede el enemigo matarnos. Y así, la mentira nos hunde más en el engaño de la lástima hacia nosotros mismos. Cristo y los que verdaderamente participan de su naturaleza esperan para darnos la bienvenida. Pero perdidos en este lugar tan oscuro, en esto que parece ser un tren fuera de control que se precipita montaña abajo, simplemente tenemos dificultad para creer que podemos saltar a la seguridad de sus brazos.

¿Cómo nos abandonamos a tal confianza? Debemos aprender a extendernos a otros.

Primero, necesitamos buscar ayuda profesional. La nueva generación de drogas psicotrópicas son mucho menos peligrosas y mucho más eficaces que las que se usaban en tiempos de mi madre. Buscamos a médicos que entienden la multiplicidad de esta enfermedad dinámica. Estos profesionales, si entienden plenamente que las drogas por sí solas no son la respuesta final, pueden darles a los que sufren de la depresión una posibilidad de luchar, una mano ayudadora que los saque del abismo, capacitándoles para que hagan el trabajo físico, emocional y espiritual necesario para la recuperación duradera. A la larga, nosotros los que batallamos contra esto podemos volver a participar con el mundo, con la vida ... con Cristo.

Luego necesitamos un sistema de respaldo, un compañerismo, un lugar seguro para conectarnos con los que han vivido alguna parte de su vida sufriendo del dolor de heridas similares. Salimos de nuestra zona de comodidad y, un día a la vez, buscamos el rostro sanador de Cristo, a menudo en las caras de extraños que están buscando su propia recuperación. Esto es principio bíblico sólido; sin embargo, es algo que muchos en la iglesia cristiana desdeñan. Estos días, algunas de las personas con las cuales trabajo dentro y fuera de las paredes de la iglesia tienen problemas con esto de la "recuperación," como si la verdadera sanidad fuera de alguna manera menos milagrosa cuando se la realiza como un proceso en vez de como un evento. Pero para mí nada puede ser más hermoso o significativo que un Dios que está dispuesto a encontrarme cuando estoy de rodillas todas las mañanas, y a acompañarme un paso a la vez, este amigo Jesús que busca intimidad en vez de agitar una varita mágica. Al conectarme con otros que sufren de dolencias similares, nos abrimos a esta sanidad hondamente relacional, y singularmente hermosa.

SUBA A BORDO

Este Expreso Bipolar en realidad es un tren fuera de control. A menudo, no es más que un silbato muy distante, un leve retumbar en la noche boscosa. Pero a veces los frenos fallan, y la negra locomotora se precipita hacia delante, fuera de control. Es allí donde aprendemos que no podemos enfrentar esto solos. Necesitamos ayuda.

Para los que tienen algún familiar o amigo que sufre de la depresión o enfermedades asociadas, hay varios recursos disponibles por medio de los cuales podemos conectarnos con personas interesadas que entienden. Mi sitio de Web es uno: www.prodigalsong.com. Otros sitios del Internet que pueden ser de ayuda son éstos: www.psychiatry24x7.com, www.dbsalliance.org, www.healthyplace.com. Estos son apenas unos de los pocos lugares donde puede hallar ayuda respecto a diagnóstico, síntomas y tratamiento.

Le animo a extenderse hacia afuera. El recorrido puede dar miedo. Pero siempre hay esperanza en Jesús. Él provee sanidad para los quebrantados de espíritu. Jesús nunca nos dice que el recorrido será sin sufrimiento, pero promete que, si nos atrevemos a entregarnos en sus brazos, nunca tenemos que volver a andar solos.

Suba a bordo. Juntos, nos dirigimos a casa.

Jim Robinson es un exitoso compositor, músico, conferencista, autor y asesor de recuperación. Graduado del Christ Center School of Counseling and Addiction Studies, es fundador de ProdigalSong, ministerio cristiano que utiliza música, conferencias, asesoría y enseñanza para llevar sanidad a los quebrantados de espíritu. Para hallar información sobre su ministerio, música o libro, también titulado Prodigal Song, *visite www.prodigalsong.com o póngase en contacto con Jim por correo electrónico: prodigalsong@juno.com.*

¿EL AMOR TODO LO SOPORTA?

MIRTA VAZQUEZ

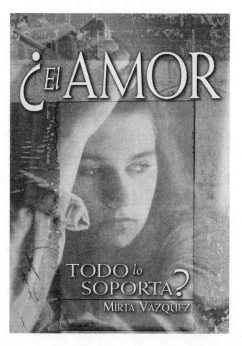

Una charla sobre las crisis que afectan a nuestras familias.

La autora dice que su libro es una charla "con aquellas mujeres que están viviendo dentro de situaciones que son mucho más comunes de lo que imaginamos, pero que no dejan de representar un dolor muy especial."

Los capítulos tratan de la codependencia, la infidelidad, el abuso, el alcoholismo, la depresión y los hijos. Entre todo se trata de lo que es el verdadero amor firme.

Léalo usted, y compártalo con una amiga.

ISBN 1-56309-606-4

PARA PEDIRLO, LLAME AL 1-800-968-7301
(PARA ESPAÑOL, MARQUE EL 1),
VISITE WWW.WMUSTORE.COM O PONGASE EN
CONTACTO CON RECURSOS CRISTIANOS LIFEWAY.

New Hope® Publishers es una división de WMU®,
una organización internacional que desafía a los creyentes
en Cristo a comprender y participar radicalmente en la
misión de Dios. Para más información acerca de WMU,
visite www.wmu.com. Para más información acerca de
libros de New Hope, visite www.newhopepublishers.com.
Los libros de New Hope están disponibles
de su librería local.